E-Book inside auf psychotherapie.tools

Mit dem untenstehenden Download-Code erhalten Sie dieses Buch als E-Book im PDF-Format. Hierfür ist eine Registrierung auf www.psychotherapie.tools notwendig:

1. www.psychotherapie.tools/e-book-inside öffnen.
2. Code eingeben.
3. Auf »Freischalt-Code einlösen« klicken.
   Der Code ist einmal gültig.
4. Im Warenkorb auf »Zur Kasse« klicken
   und Vorgang nach Login abschließen.

Das E-Book steht Ihnen in Ihrem Kundenkonto unter »Mein Material« zur Verfügung. Es ist ausschließlich für den persönlichen Gebrauch einer einzelnen Person bestimmt.

Für Institutionen und Teams bieten wir gestaffelte Mehrplatz-Lizenzen an, die sich an der Zahl Ihrer Nutzer:innen orientieren. Kontaktieren Sie uns unter vertrieb-psychotherapie.tools@beltz.de und sichern Sie sich Ihre Mehrplatz-Lizenz!

9XAV45EE6U

Erdmann • Erdmann

Namo auf Umwegen

Kathrin Erdmann • Tessa Erdmann

Namo auf Umwegen

Ein Kinderfachbuch über Schulangst
und Schulabsentismus.

Mit E-Book inside und Arbeitsmaterial

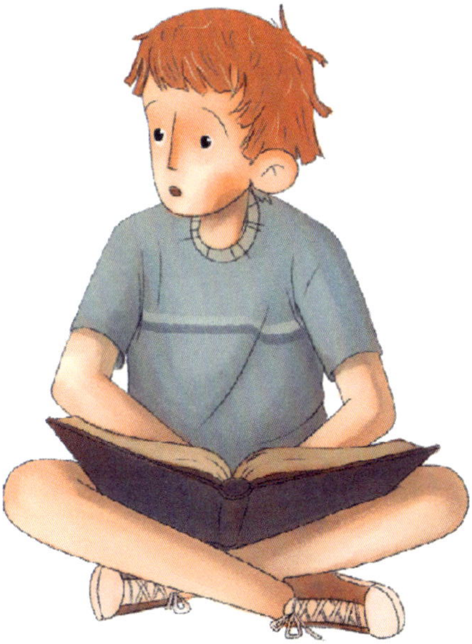

BELTZ

Kathrin Erdmann
Kinder- und Jugendlichenpsychotherapeutin
Kesselbreite 18
32694 Dörentrup
info@kjp-erdmann.de

Tessa Erdmann
Kinder- und Jugendlichenpsychotherapeutin
praxis@kjperdmann.com

Reihe »Therapie4Kids«
Reihenherausgeberin:
Melanie Gräßer
Barbarossastraße 64
59555 Lippstadt
m.graesser@therapie-lippstadt.de
www.melanie-graesser.de

MIX
Papier | Fördert gute Waldnutzung
FSC® C089473
FSC
www.fsc.org

Dieses Buch ist erhältlich als:
ISBN 978-3-621-29413-3 Print
ISBN 978-3-621-29414-0 E-Book (PDF)

1. Auflage 2026

Beltz Verlagsgruppe GmbH & Co. KG
Werderstraße 10, 69469 Weinheim
service@beltz.de

Lektorat: Sandra Schönfelder, Charlotte Fischer
Umschlagbild und Illustrationen: Adrianna Fraszczak

Herstellung: Sonja Droste
Satz: WMTP Wendt-Media Text-Processing GmbH, Birkenau
Druck und Bindung: Beltz Grafische Betriebe, Bad Langensalza
Beltz Grafische Betriebe ist ein Unternehmen mit finanziellem Klimabeitrag (ID 15985-2104-1001).
Printed in Germany

Weitere Informationen zu unseren Autor:innen und Titeln finden Sie unter: www.beltz.de

Inhalt

Namo findet seinen Weg aus der Schulangst: So funktioniert dieses Buch

Liebe Kinder,
dieses Buch wurde am Meer geschrieben, wo die Wellen Geschichten tragen und der Wind Gedanken vergrößert. Genau hier beginnt die Reise von Namo, einem Jungen, der manchmal lieber den Möwen zuhört als der Schulglocke. Nicht, weil er nicht lernen möchte, sondern weil ihm manches schwerfällt, was andere ganz selbstverständlich können.
Während Namo über den Strand läuft und ein altes Wrack entdeckt, findet er einen Freund, der ihn von nun an immer begleitet: einen alten Leuchtturm. Leuchttürme stehen stolz an den Küsten und wachen über die Menschen, die ihren Weg suchen. In diesem Buch erscheint er immer dann, wenn es etwas Wichtiges zu wissen gibt: kleine Funken aus Wissen, Mut und Verständnis.

Vielleicht leuchtet er, wenn Namo sich fragt,
warum manche Tage so schwer sind.
Vielleicht blinkt er, wenn es etwas Neues zu verstehen gibt.
Vielleicht zeigt er dir ein Licht, das auch in dir brennt.

Dieses Buch lädt dich ein, zusammen mit Namo die Wellen zu beobachten, die Geheimnisse des Meeres und seiner Kapitäne zu entdecken und vieles andere mehr. Du wirst feststellen, dass jeder seinen eigenen Kurs hat – auch wenn man manchmal Umwege macht oder sich verirrt.
Lass dich vom Meer tragen, vom Leuchtturm leiten und von Namo inspirieren.
Eine Geschichte wartet auf dich, die neugierig macht, Mut schenkt und dir zeigt, dass ein kleiner Lichtstrahl oft der Anfang eines großen Weges ist.
Viel Freude beim Lesen – und willkommen an Namos Küste!

Liebe Fachkräfte, Therapeut:innen und pädagogische Fachpersonen,
unser Protagonist Namo steht vor einer großen Herausforderung: Seine Schulangst hindert ihn daran, sich frei und selbstbewusst zu entfalten. Auf seiner Reise stößt er auf das Tagebuch eines Kapitäns, das ihm dabei hilft, seine Ängste zu verstehen und sie Schritt für Schritt zu überwinden. Diese Geschichte bietet einen wertvollen Ansatz, um Kinder für die Arbeit mit Ängsten und deren Bewältigung zu gewinnen. Gerade Kinder, die sich durch ihre Ängste eingeschränkt fühlen oder bisher wenig Gelegenheit hatten, Selbstwirksamkeit zu erleben, können Namos Erfahrungen als Orientierung und Mutmacher nutzen.
Unser Buch ist in drei übersichtliche Teile gegliedert:

(1) **Geschichtenteil:** Im ersten Teil finden Sie die Geschichte von Namo zum Vorlesen und Anschauen. Sie erzählt von seinem Weg, seine Ängste zu erkennen und zu bewältigen. Durch neue Perspektiven, die Begegnung mit bekannten und neuen Figuren sowie kleine Erfolgserlebnisse lernt Namo, sich sicherer und selbstbewusster zu fühlen.

(2) **Kindererklärteil:** Dieser Teil vertieft die Geschichte auf kindgerechte Weise. Konzepte wie Angst, Mut und Selbstwirksamkeit werden mithilfe von Metaphern und bildhaften Vergleichen erklärt. Es gibt Fragen, die eine Brücke zur Geschichte schlagen, sowie zahlreiche Tipps und Anleitungen, die in den Arbeitsblättern vertieft werden. Die Materialien bieten den Kindern Raum, Gefühle zu benennen und kleine Schritte zu wagen, um ihre Ängste zu bewältigen und ihr Selbstvertrauen zu stärken.

(3) **Therapeutenteil:** Im dritten Teil finden Sie fachliche Informationen und praxisnahe Hinweise für die Begleitung der Kinder. Neben Impulsfragen gibt es konkrete Anregungen für Interventionen, die eine vertiefende Arbeit mit den Themen Angstbewältigung und Selbstwert ermöglichen. Die Arbeitsblätter finden Sie am Ende des Buches oder zum Download unter https://psychotherapie.tools.

Unser Tipp: Lesen Sie die Geschichte in Namos Tempo und gehen Sie individuell auf seine Ängste ein. Nutzen Sie die Fragen aus dem Kindererklärteil, um Interesse, Verständnis und Wertschätzung zu zeigen. So vermitteln Sie dem Kind, dass es auf seinem Weg nicht allein ist und dass kleine wie große Fortschritte sichtbar gemacht und gefeiert werden.

Als Therapeutinnen und Autorinnen freuen wir uns sehr, ein so wichtiges Thema auf diese Art vermitteln zu können, und danken allen Beteiligten, die geholfen haben, Namos Geschichte zu gestalten. Möge Namo vielen Kindern mit Schulangst Mut machen und ihnen zeigen, dass sie ihre Ängste überwinden und Vertrauen in sich selbst gewinnen können.

Herzliche Grüße Kathrin und Tessa Erdmann

NAMO, DER ANGSTBEZWINGER

I Der Tag, an dem Namo seine Schulangst bezwang

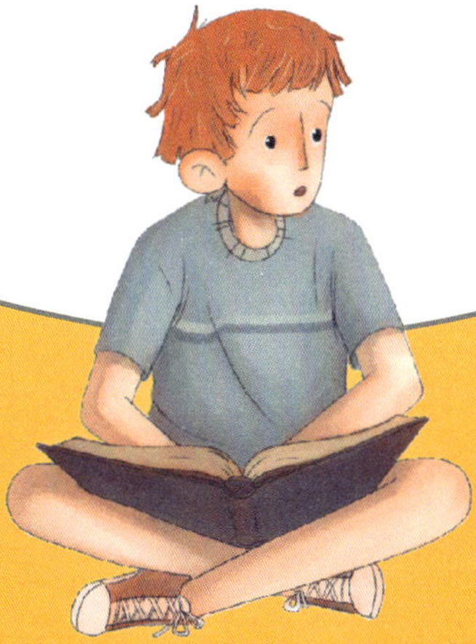

Namo war ein Schulkind wie jedes andere. Er besuchte die vierte Klasse einer normalen Grundschule in der Nähe der Nordsee. Er liebte Sport und noch mehr die großen Pausen, denn da konnte sich Namo so richtig austoben und laut sein.

Namo war besonders stolz auf seine Kletterkünste. Viele Kinder bewunderten ihn, wenn er ganz oben auf dem Kletterturm balancierte, als ob er gar keine Angst kennen würde.

Namo träumte davon, später einmal Leuchtturmwärter zu werden, weil er Leuchttürme so wichtig fand. Er wusste aus dem Sachunterricht, dass Leuchttürme Menschen und Schiffen immer die Richtung weisen und Orientierung geben. Er spürte oft, dass es auch toll wäre, so hoch oben auf einem großen Turm zu sein und alles überblicken zu können.

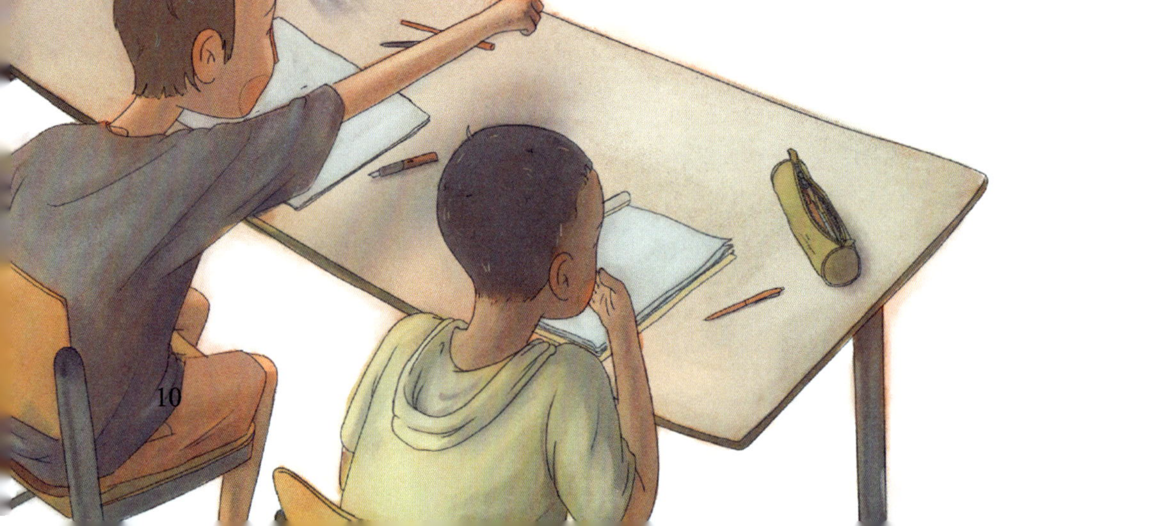

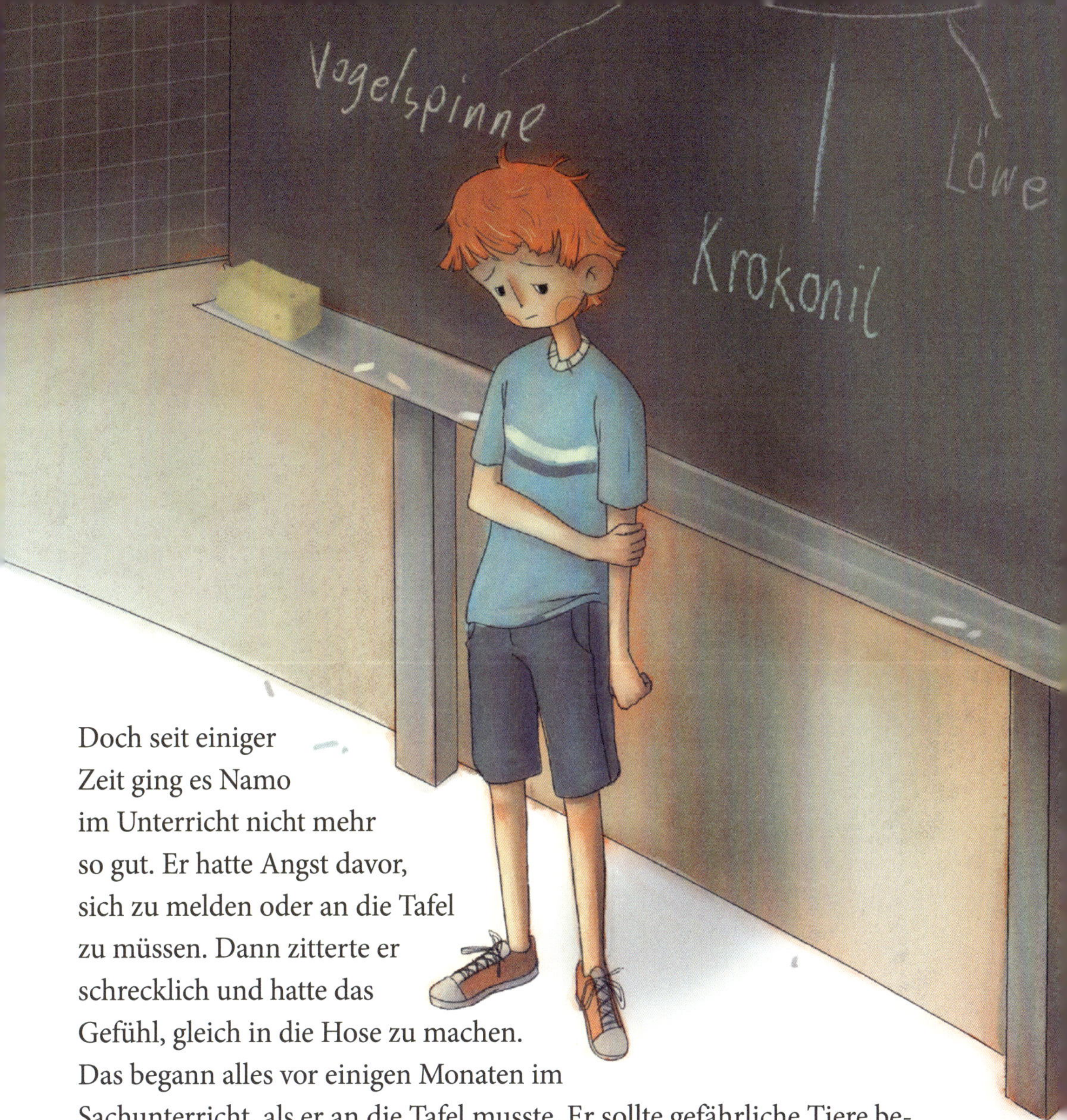

Doch seit einiger Zeit ging es Namo im Unterricht nicht mehr so gut. Er hatte Angst davor, sich zu melden oder an die Tafel zu müssen. Dann zitterte er schrecklich und hatte das Gefühl, gleich in die Hose zu machen. Das begann alles vor einigen Monaten im Sachunterricht, als er an die Tafel musste. Er sollte gefährliche Tiere benennen und sagte: »Krokodil.«Vor lauter Aufregung wusste Namo aber nicht mehr, wie man »Krokodil« schreibt. Er hatte dann »Krokonil« an die Tafel geschrieben. Swantje und Max lachten laut – das war ihm sehr peinlich.

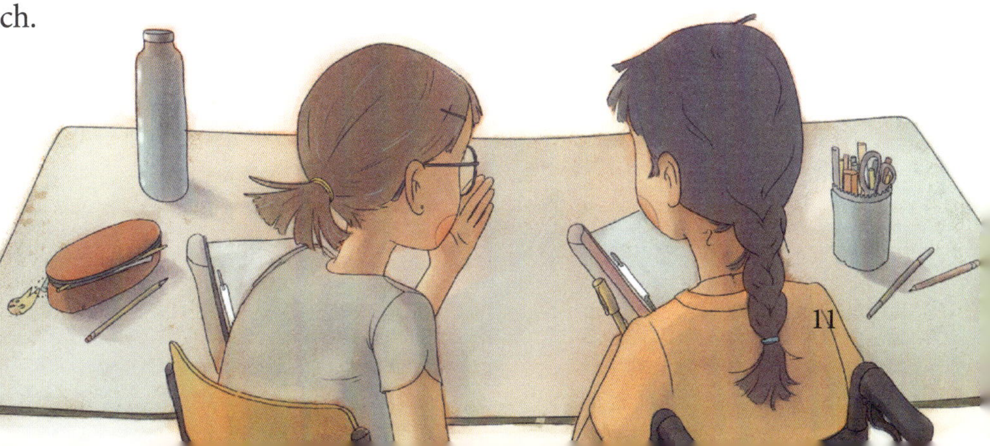

Seit diesem Tag fühlte sich Namo nicht mehr wohl in der Schule. Er hatte das Gefühl, dass andere Kinder flüsterten und leise über ihn lachten, wenn er etwas vor der Klasse beantworten musste. Die Sorgengedanken wurden immer stärker und irgendwann hatte Namo nichts anderes mehr im Kopf als diese große Angst, wieder etwas falsch zu machen.

Manchmal war Namos Angst so groß, dass er sogar Bauchschmerzen und Kopfschmerzen bekam. Dann erlaubte ihm seine Mama, zu Hause zu bleiben. Und manchmal erzählte Namo auch einfach nur, dass er Bauchschmerzen hätte, obwohl das gar nicht stimmte …

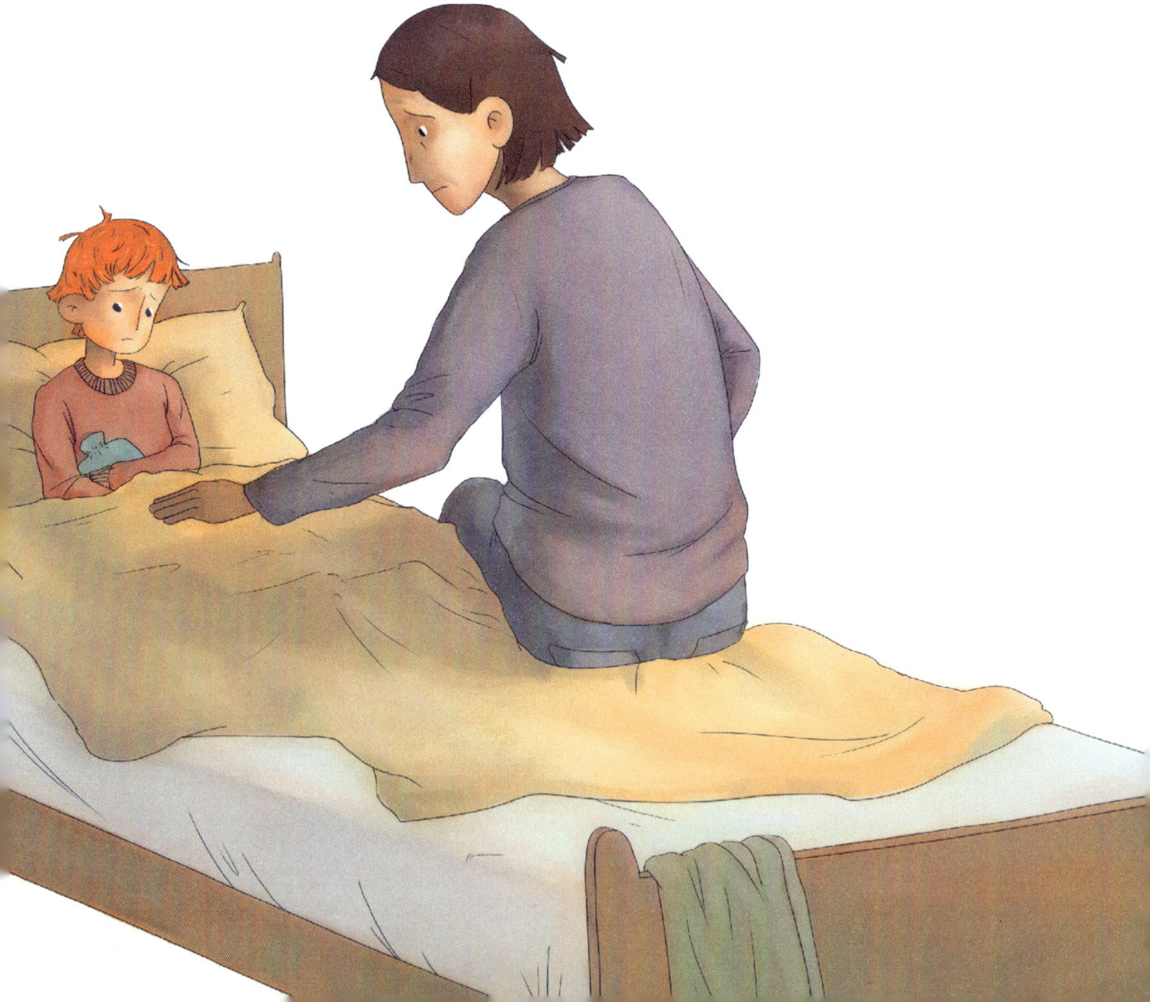

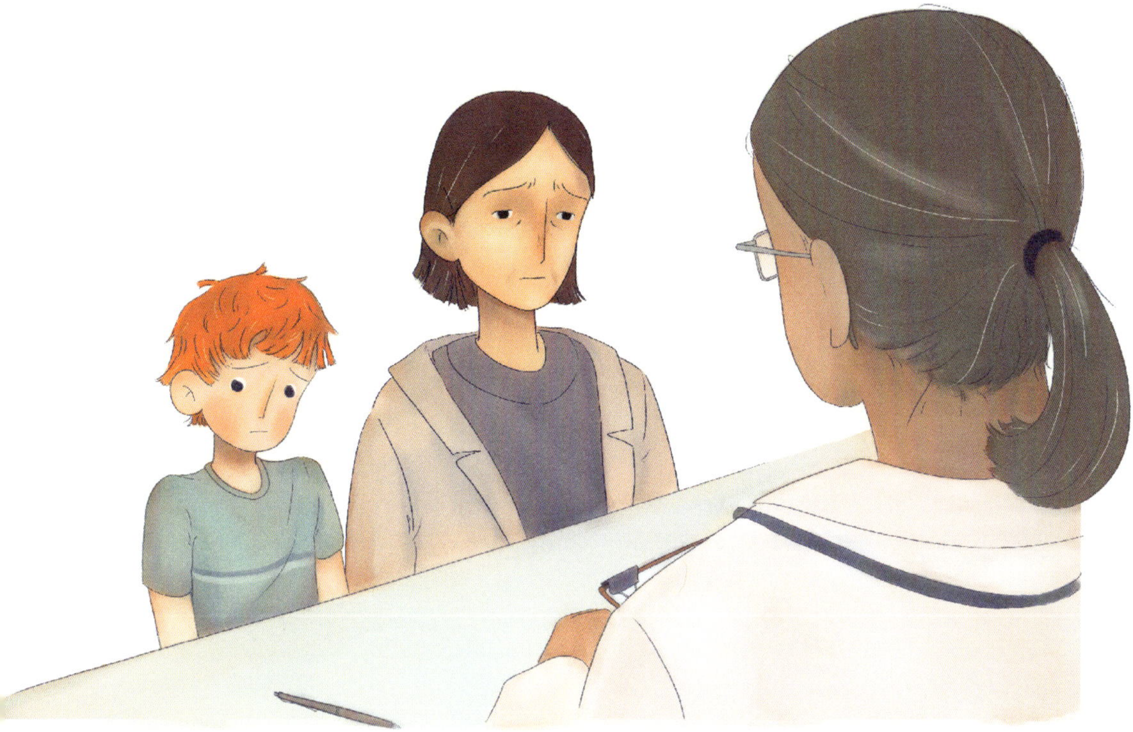

Als Namos Mama sich um die häufigen Bauch- und Kopfschmerzen Sorgen machte, brachte sie ihn zum Arzt. Der konnte aber nichts herausfinden und sagte seiner Mutter, dass sie Namo ruhig zur Schule gehen lassen solle, es sei alles in Ordnung mit ihm. Seine Mama schimpfte nun auch viel mehr mit Namo, wenn er über Bauchschmerzen klagte, und bemitleidete ihn gar nicht mehr so wie früher. Und so konnte Namo leider nicht mehr so oft zu Hause bleiben. Das war richtig blöd. Er musste nun doch zur Schule, auch wenn es ihm dort gar nicht gut ging. So war es auch an jenem Morgen, an dem sein großes Abenteuer begann …

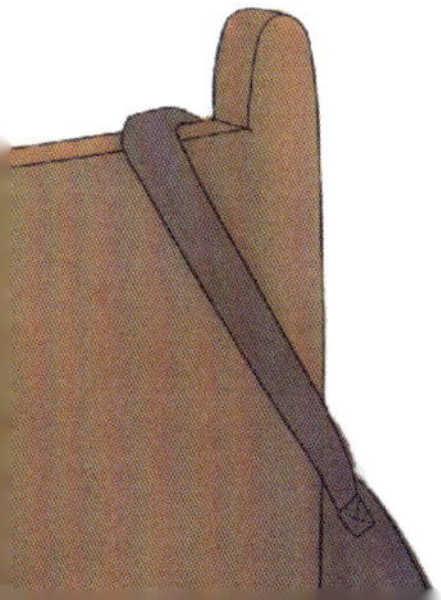

Es war der Tag des Vortrages: Alle Kinder der vierten Klasse mussten ein Referat halten und dann auch noch im Sachunterricht! Zu allem Überfluss hatte das Los entschieden, dass Namo als Allererster dran war. Ein wahrer Albtraum! Zwar kannte er sich mit dem Thema gut aus, doch er hatte große Angst, wieder einen Fehler zu machen, wofür er ausgelacht werden könnte.

Voller Anspannung schlenderte Namo den Schulweg entlang und überlegte, wie er den blöden Vortrag umgehen könnte. »Es muss doch eine Lösung geben«, dachte sich Namo und beschloss spontan, einen etwas längeren Schulweg als sonst einzuschlagen. Er wollte gerne noch am Meer entlang gehen, denn er wusste, dass es ihm immer guttat, dem Rauschen des Windes oder der Wellen am Meer zuzuhören.

Am Meer angekommen, setzte sich Namo kurz auf eine Bank, schloss die Augen und konzentrierte sich nur auf die Geräusche des Windes. Da merkte er bald, wie er langsamer und ruhiger atmete und sich seine Gedanken etwas beruhigten.

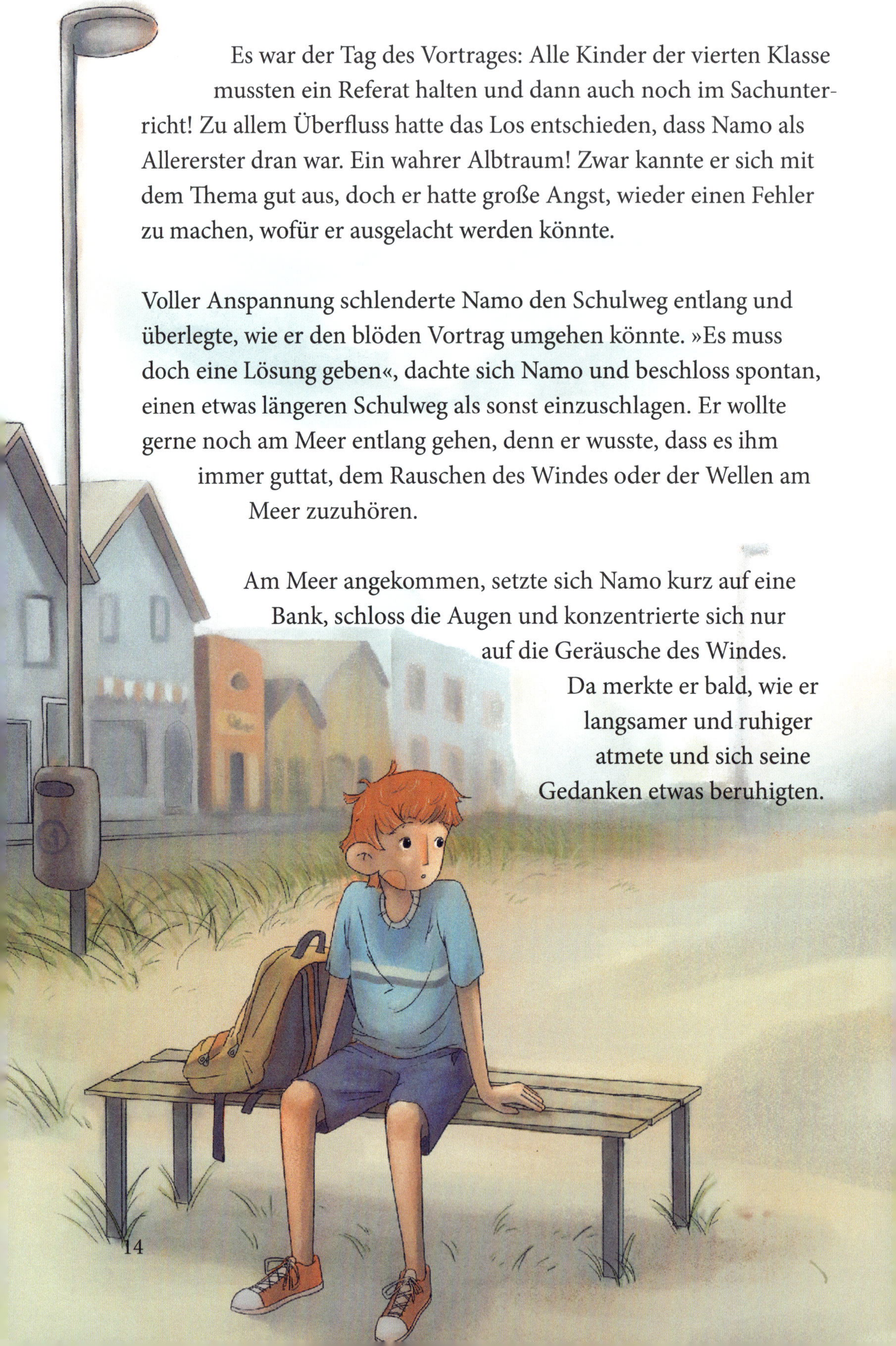

Plötzlich rissen ihn läutende Kirchturmglocken aus dem Moment: Nun musste er sich beeilen, um noch pünktlich in der Schule zu sein. Doch als er wieder aufstand, um weiter zur Schule zu gehen, kehrte auch das doofe Gefühl stärker zurück. Er spürte, wie die Angst ihn umklammerte und er einfach nicht zur Schule gehen konnte.
In diesem Moment fiel sein Blick auf ein altes Schiffswrack in der Ferne.

»Vielleicht kann ich mich dort den ganzen Schultag verstecken und später, als wäre nichts passiert, wieder nach Hause gehen. Das wäre doch die Lösung!«, dachte sich Namo und lief schnell zu dem alten Wrack, das im Wattenmeer fest lag.

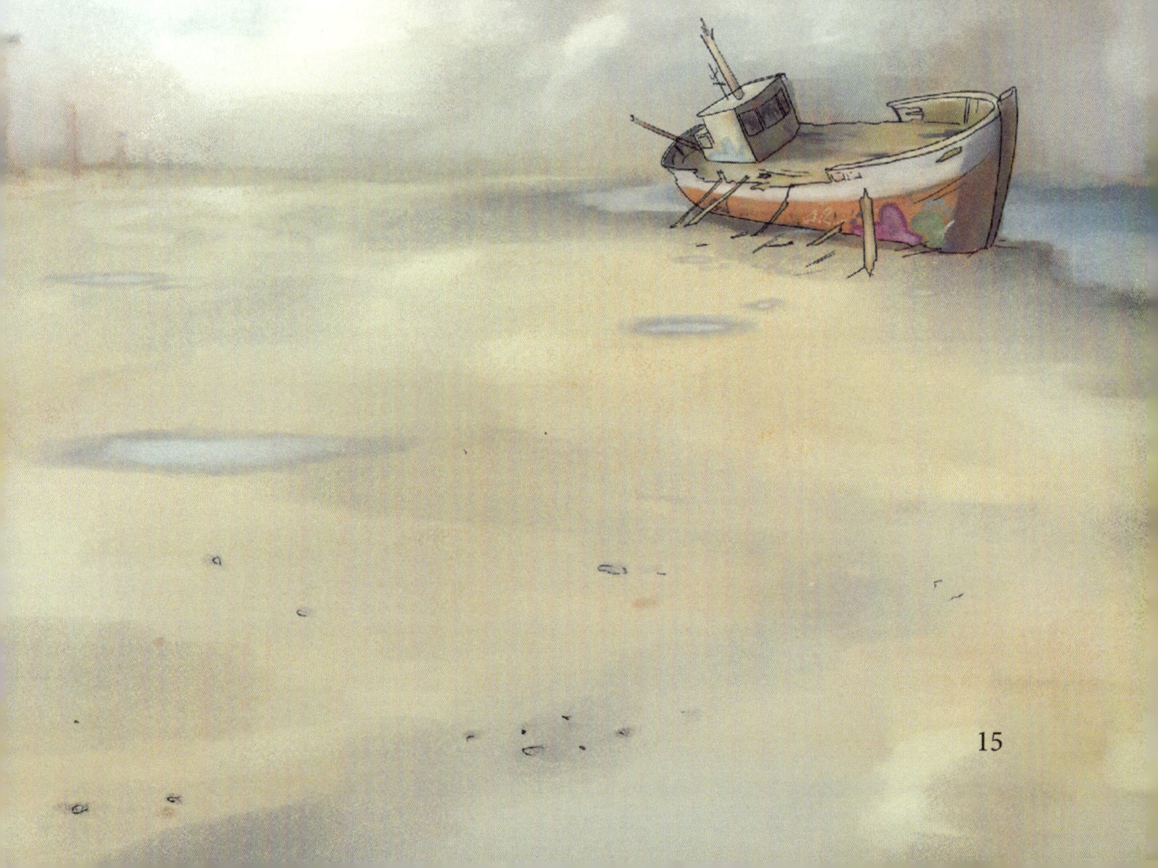

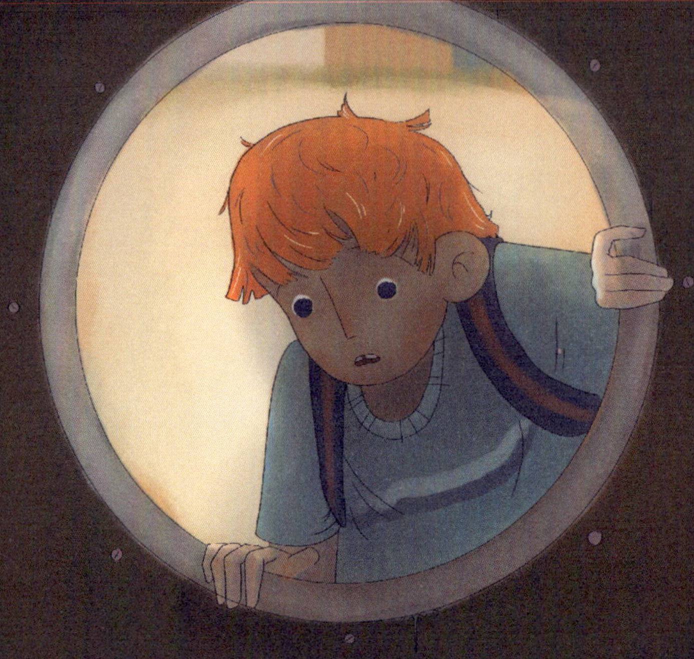

Als Namo beim alten Schiffswrack ankam, fiel ihm auf, wie gruselig es aussah. Aber das machte ihm nichts aus. Er suchte nach einem Weg, um auf das Wrack zu klettern, und fand schließlich ein altes, morsches Brett. Vorsichtig legte er es hin, sodass er hinaufklettern konnte. Oben angekommen, entdeckte er eine kleine Luke, durch die er ins Innere des Schiffs gelangen konnte.

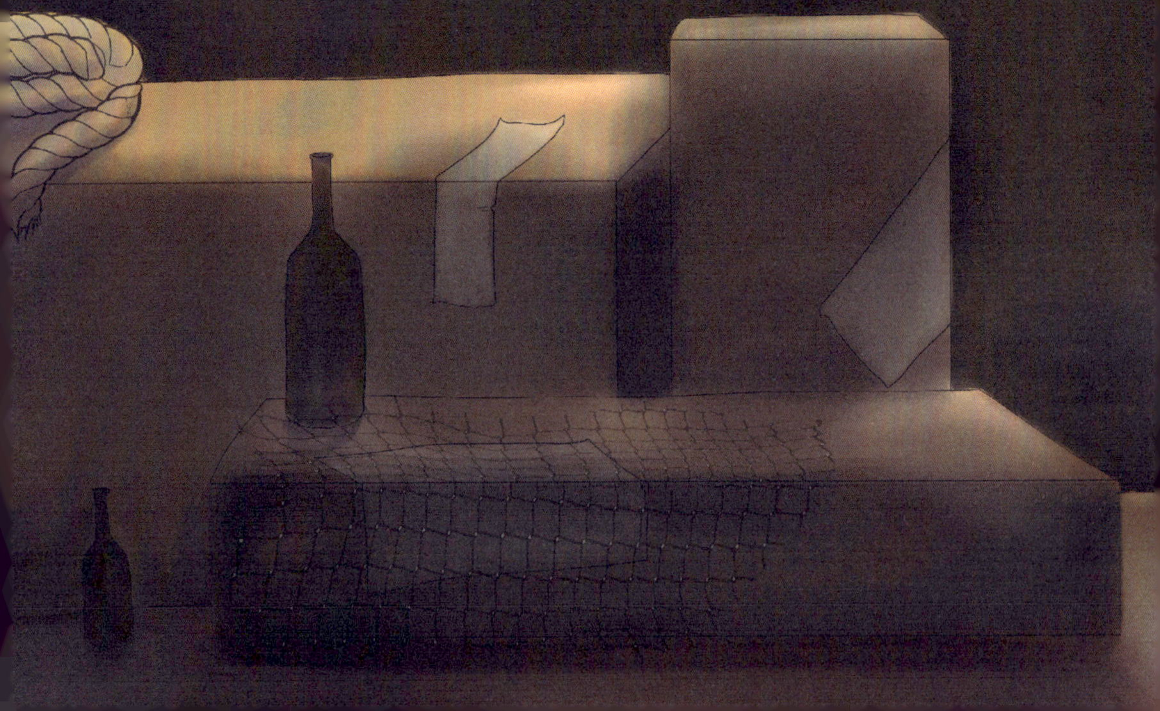

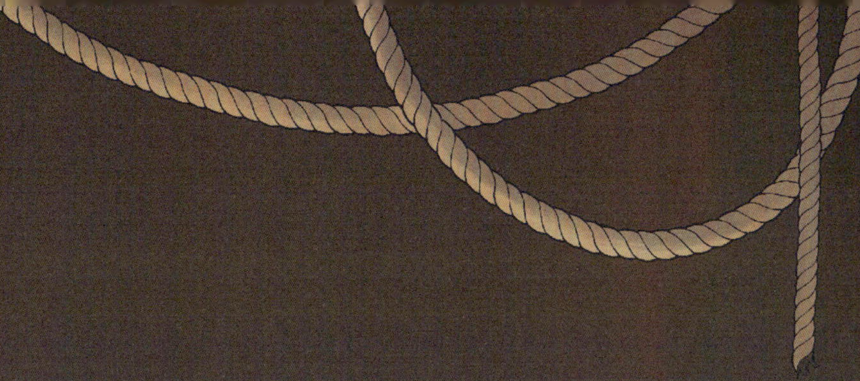

Drinnen roch es muffig und überall waren Spinnweben und Staub. Trotzdem fand Namo das verlassene Schiff immer noch besser, als in der Schule vor aller Augen und Ohren einen Vortrag halten zu müssen. Das Schiff knarrte und knarzte bei jeder Windböe – es herrschte eine geheimnisvolle Stimmung. Er schaute sich weiter um und entdeckte nach einiger Zeit eine alte, kaputte Holzkiste. Gespannt öffnete er sie. In der Kiste entdeckte er ein Fernrohr, einen alten Kompass und ein vergilbtes Buch. Namo schnappte sich aufgeregt das Fernrohr und lief damit wieder nach draußen.

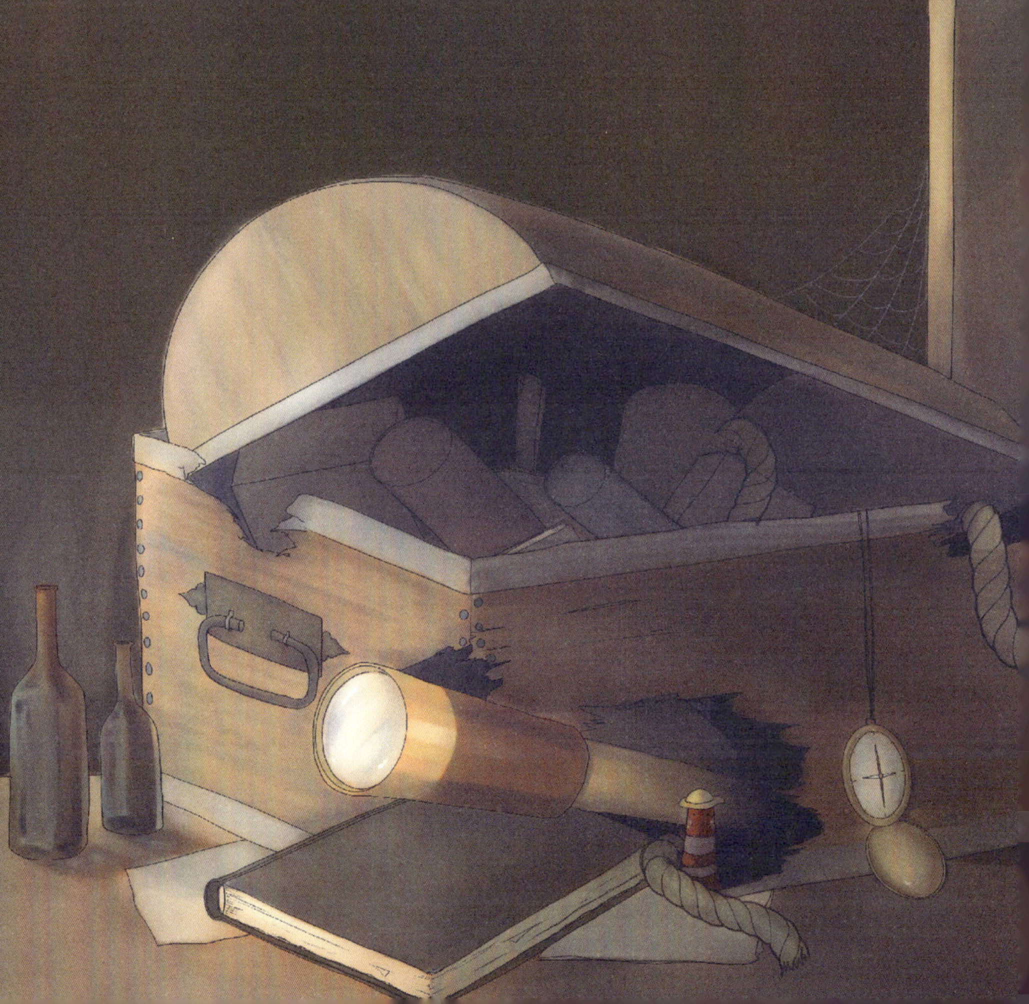

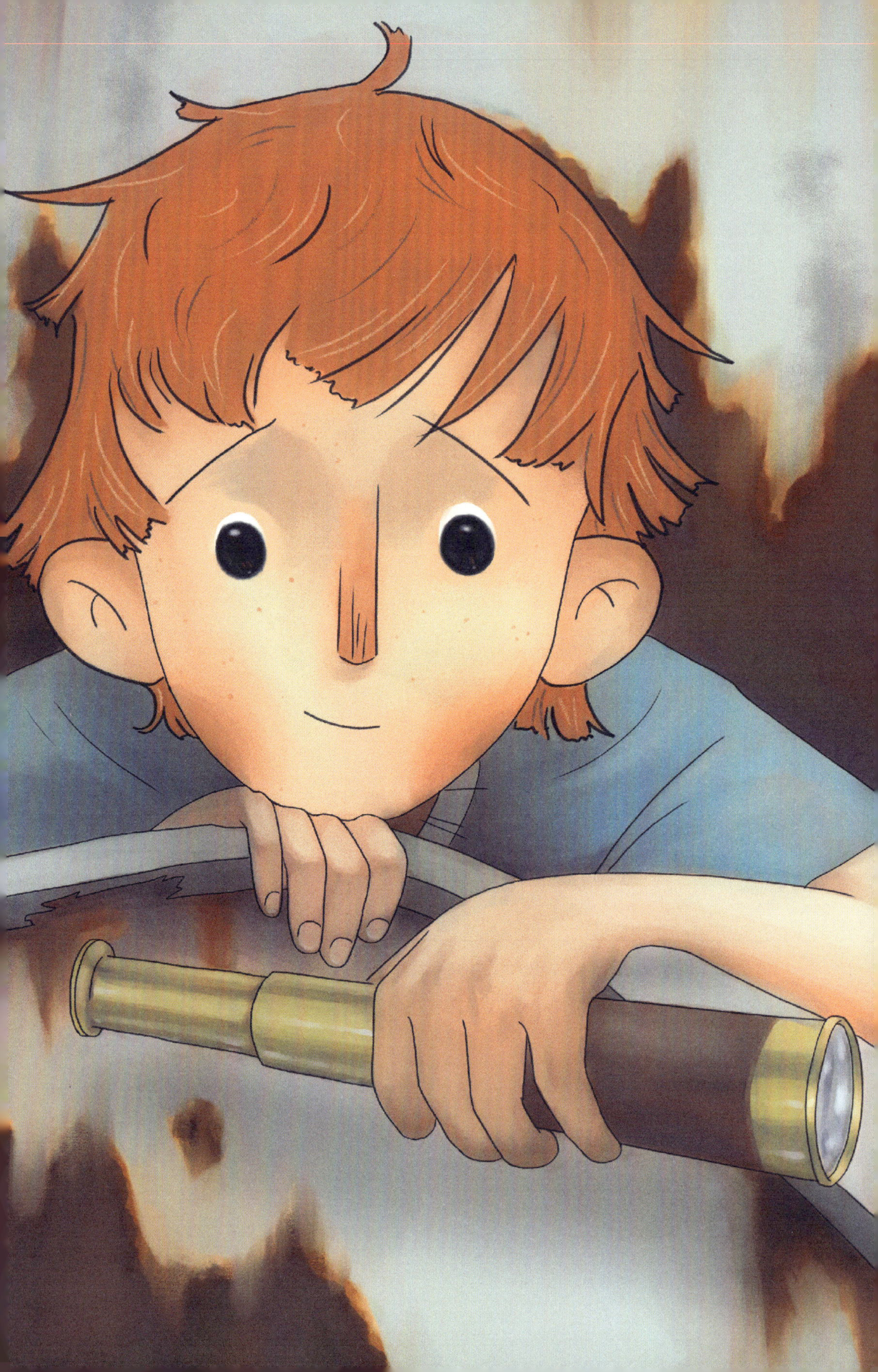

Er erkundete mit dem Fernrohr die Umgebung und konnte damit sogar bis zum Schulhof sehen. Er sah, wie die Kinder in die Schule gingen und sich aufgeregt und lachend mit ihren Freunden unterhielten. Er sah Paul aus seiner Klasse, wie er einen Fußball unter dem Arm hielt, und stellte sich vor, dass die anderen heute zusammen in der Pause Fußball spielten. »So aus der Ferne betrachtet«, dachte sich Namo, »sieht die Schule ja eigentlich ganz schön aus.«

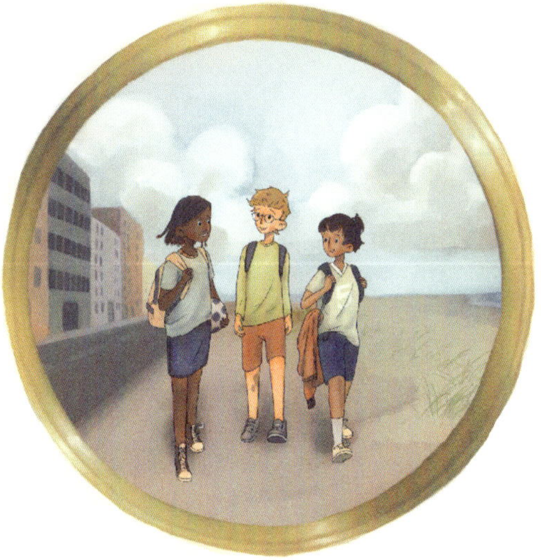

Das ließ Namo etwas nachdenklich werden. »Es gibt eigentlich vieles, was ganz schön an der Schule ist. Aber warum konnte ich das gar nicht mehr sehen?«, fragte er sich und fing an, an die schönen Dinge in der Schule zu denken: seine liebe Klassenlehrerin Frau Hansen, seine Freunde Fiete und Eike, mit denen er den besten Unfug anstellen konnte, die Pausen mit Fußballspielen, und manchmal machte es sogar Spaß, wenn er als Einziger die schwierigsten Englischwörter aussprechen konnte und dafür Lob bekam.

Bei diesen Gedanken wurde es ihm deutlich leichter im Kopf und im ganzen Körper, und fast fühlte es sich so an, als wenn er nun so mutig geworden wäre, um doch noch in die Schule aufzubrechen. Namo überlegte hin und her: Sollte er es wagen …?

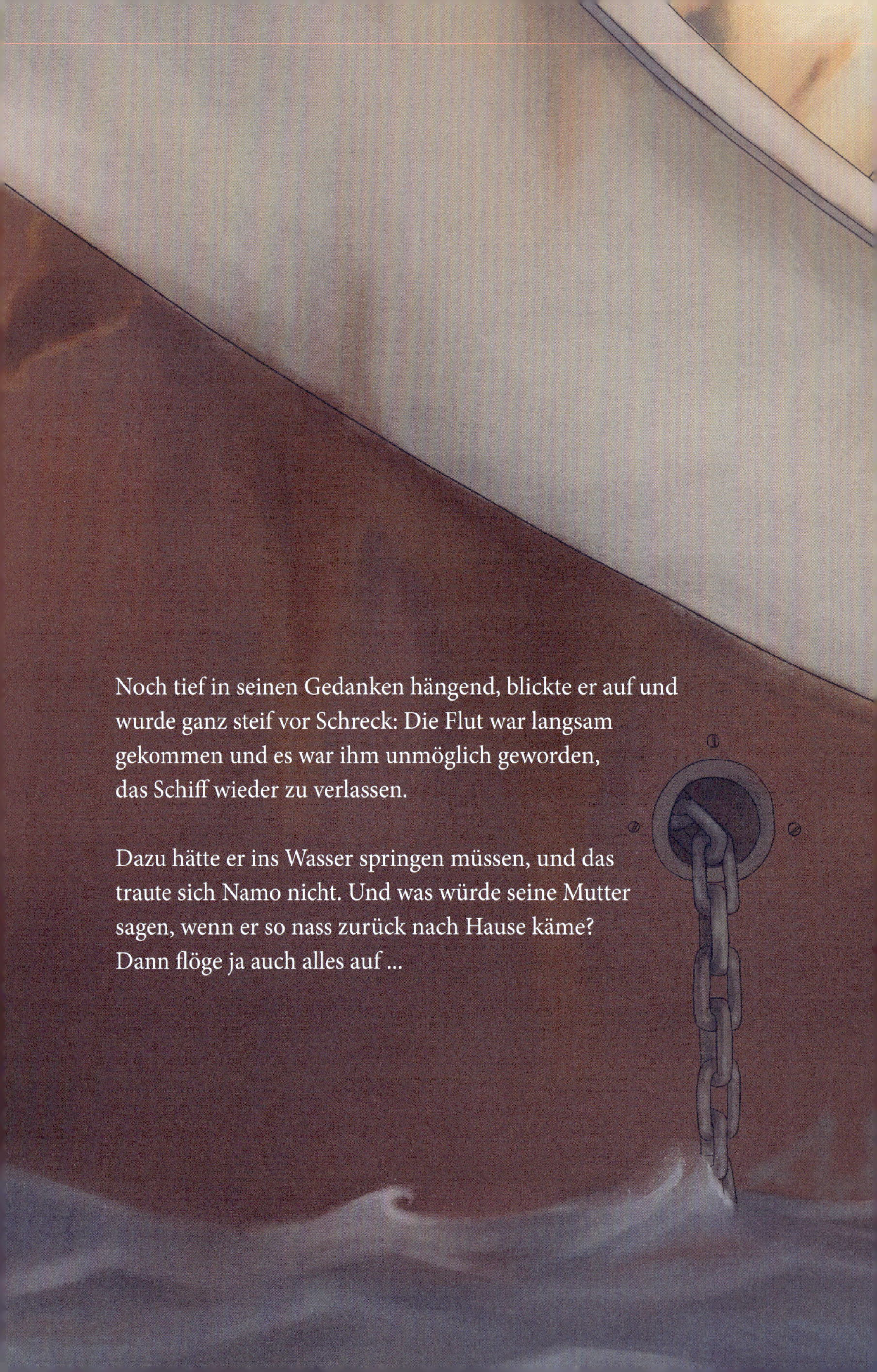

Noch tief in seinen Gedanken hängend, blickte er auf und wurde ganz steif vor Schreck: Die Flut war langsam gekommen und es war ihm unmöglich geworden, das Schiff wieder zu verlassen.

Dazu hätte er ins Wasser springen müssen, und das traute sich Namo nicht. Und was würde seine Mutter sagen, wenn er so nass zurück nach Hause käme? Dann flöge ja auch alles auf ...

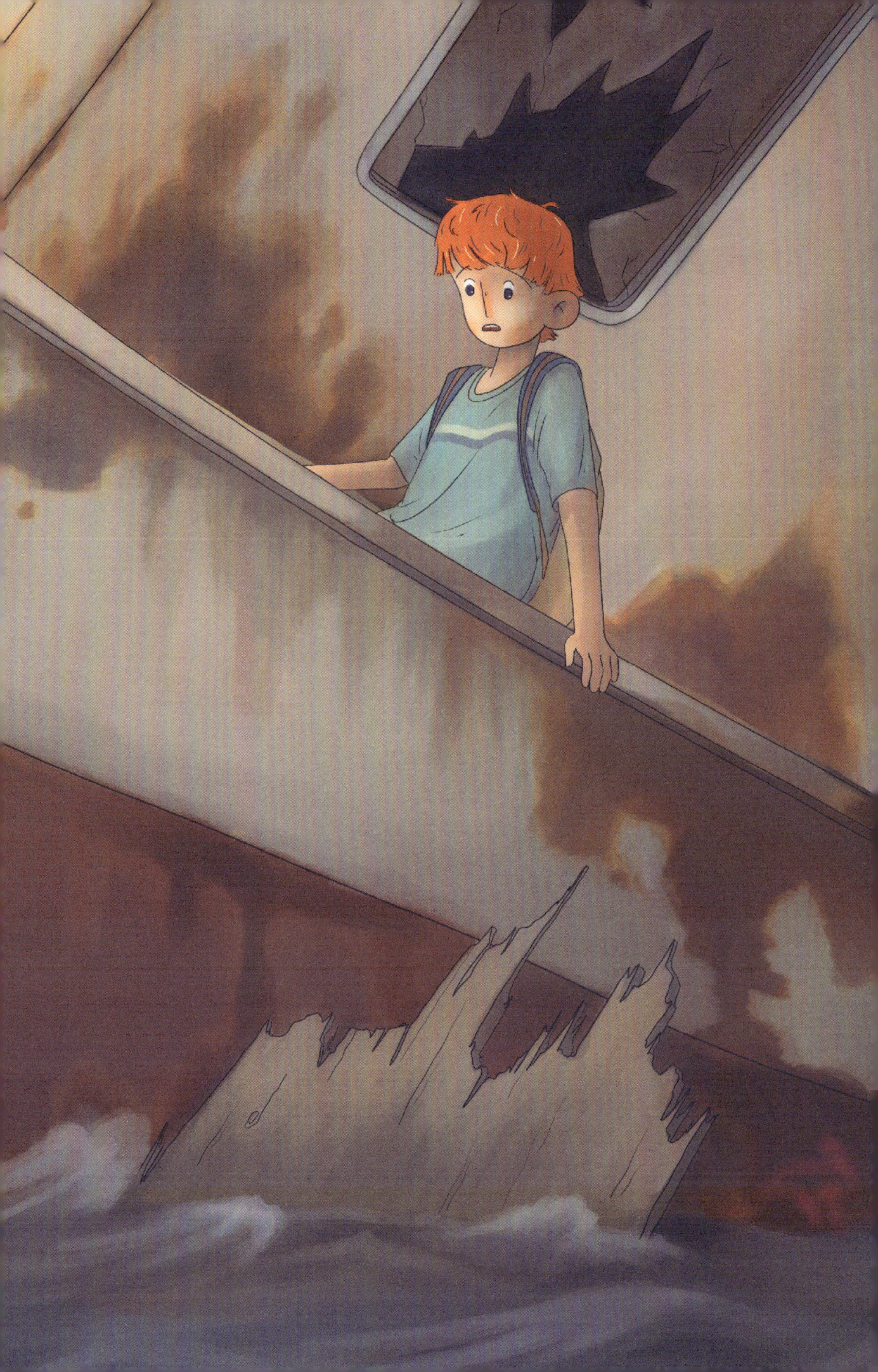

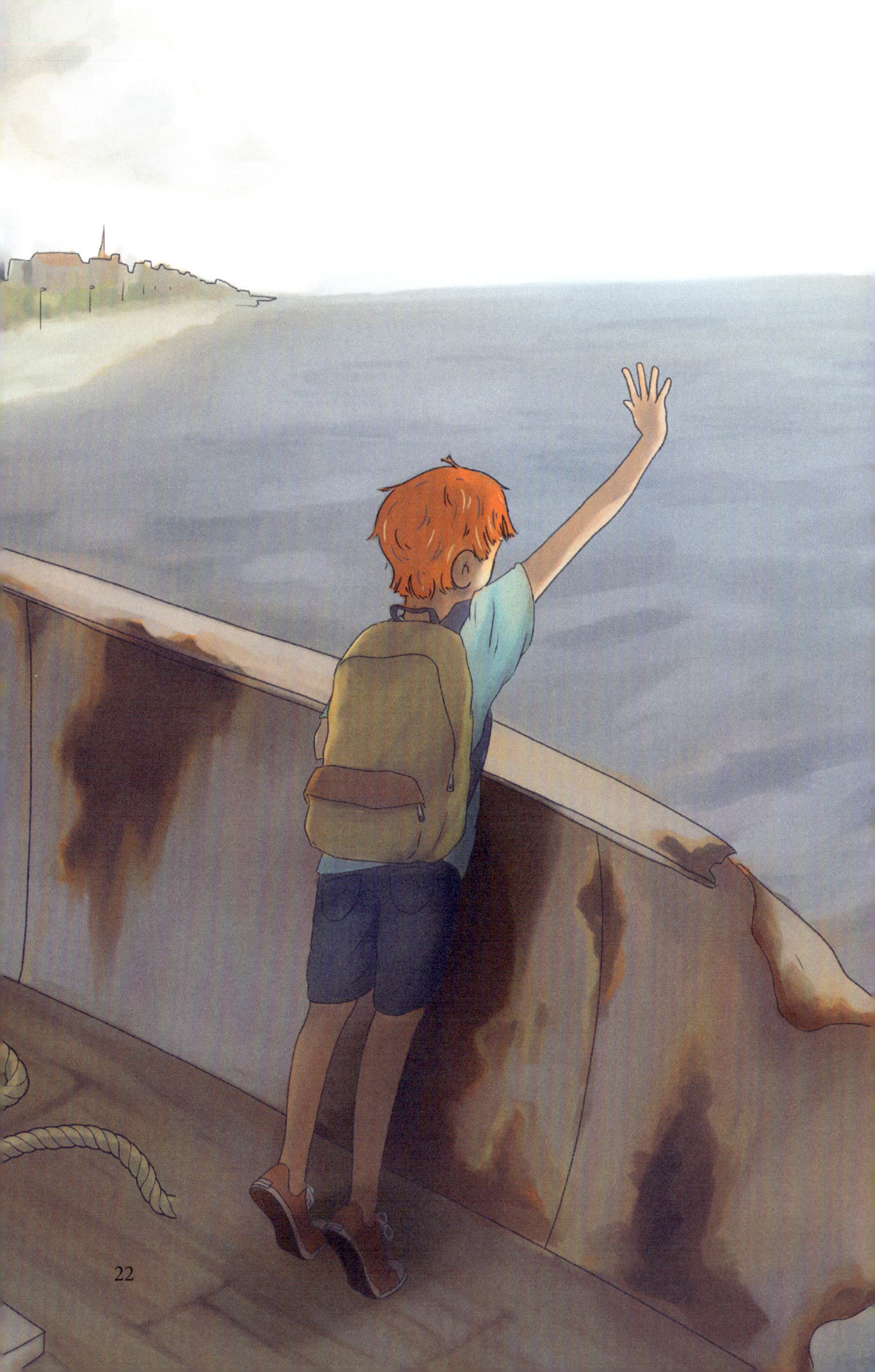

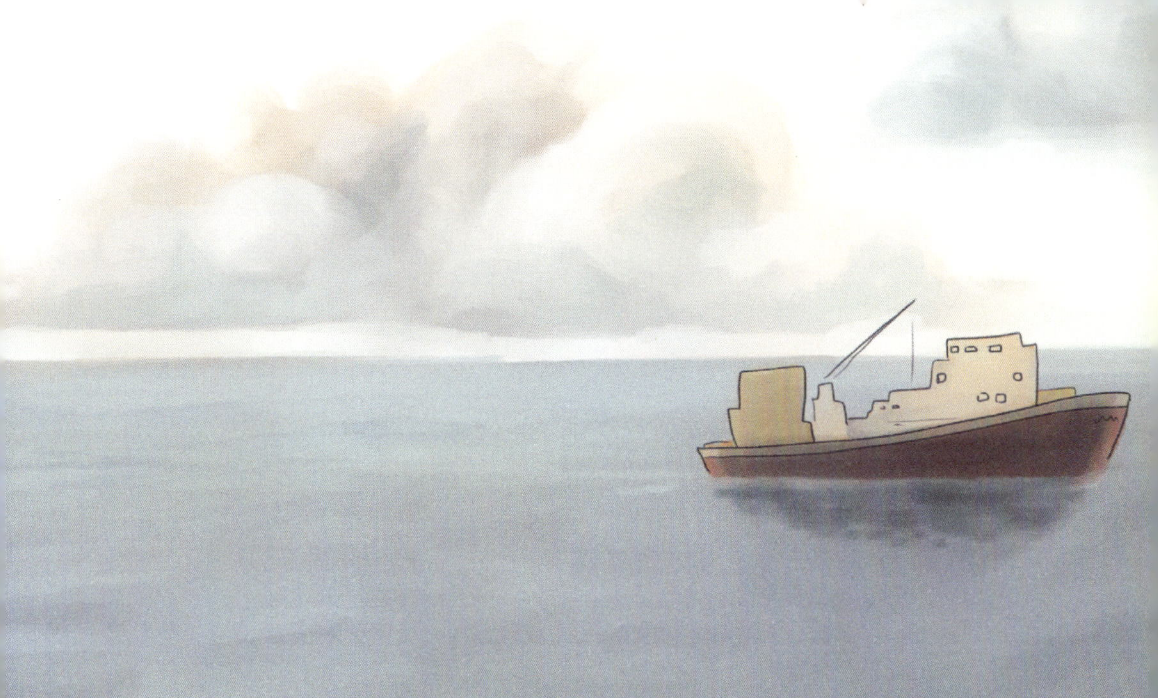

Da sah er in der Ferne ein Boot auf dem Wasser. Er rief und schrie aus Leibeskräften: »Hier, hier, hier bin ich – holt mich hier raus!« Er fuchtelte mit den Armen, versuchte, auf die Reling zu klettern, und rutschte fast ab. Im letzten Moment hielt er sich an einem Tau fest, das von den Masten herunterhing. Das war ein riesengroßer Schreck. Fast wäre er ins Wasser gefallen. Aber das Boot entfernte sich, ohne Namo gesehen zu haben. Nachdem er sich von seinem Schreck erholt hatte, kletterte Namo traurig durch die Luke ins Innere des Schiffes und stellte seinen Schulranzen ab. »Mist, jetzt bin ich hier gefangen. Was soll ich denn jetzt machen?«, dachte er, als er einen weiteren Gegenstand sah: Was war das denn?

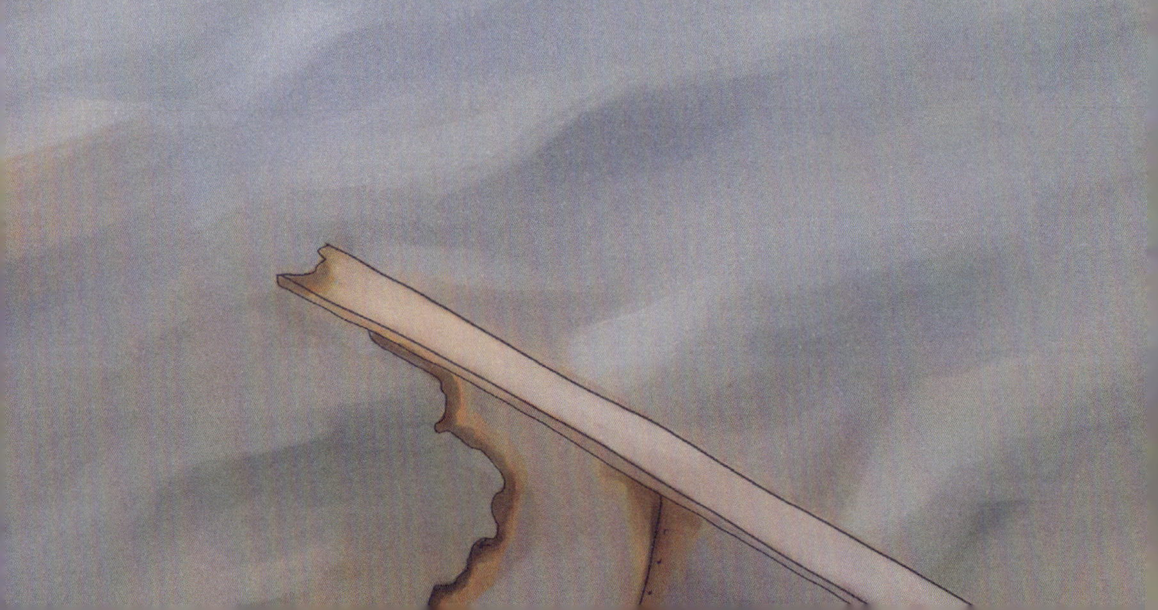

Es sah zwar aus wie eine Lampe, hatte aber keinen Ein- oder Aus-Schalter. Oben war ein Glas mit einem vergilbten Überzug und unten befand sich eine Art Tank. Namo überlegte: Was konnte das sein? Wofür war der Tank? Er schaute sich um und fand eine Flasche Petroleum. Das musste es sein! Er füllte den Tank und was für ein Glück: er hatte heute Streichhölzer dabei, die sie im Sachunterricht gebraucht hätten, um Tiere zu basteln. Plötzlich ging die Lampe an. Das Licht war zwar flackernd, aber immerhin, er konnte etwas besser sehen. Er sah sich weiter um, als das Licht plötzlich wieder ausging. Was war das denn? »So ein Mist«, dachte er. Und plötzlich flackerte das Licht wieder auf. Es gab anscheinend einen Rhythmus. »Ein Positionslicht wie ein Leuchtturm«, dachte Namo. »Toll, damit kann ich etwas anfangen«, schmunzelte er. »Mir geht gerade ein Licht auf.«

»Das ist ein wertvoller Gegenstand«, dachte Namo, packte ihn sorgfältig an die Seite und wartete auf das nächste Leuchten, um sich weiter umzusehen.

Nach kurzer Zeit fasste Namo einen Entschluss: Die Flut war gekommen und er hatte keine Möglichkeit, vom Schiff herunterzukommen. Aber in ein paar Stunden würde die Flut wieder zurückgehen. »Danach komme ich wieder sicher runter und kann nach Hause gehen. Ich werde Mama von meiner Schulangst erzählen. Sie wird mir helfen. Alles wird gut!« Mit jedem Mal, dass Namo diesen Gedanken laut aussprach, fühlte er sich ruhiger.

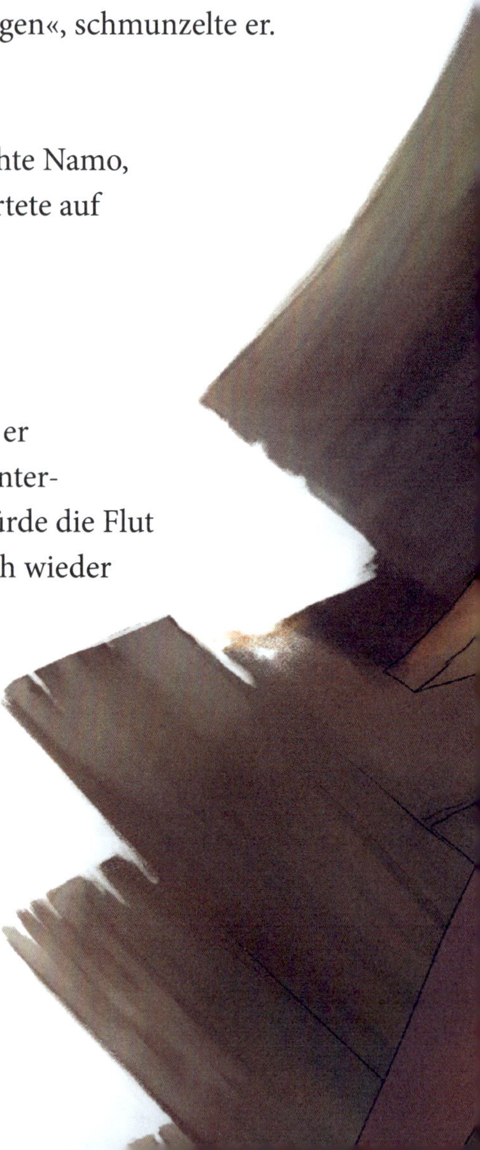

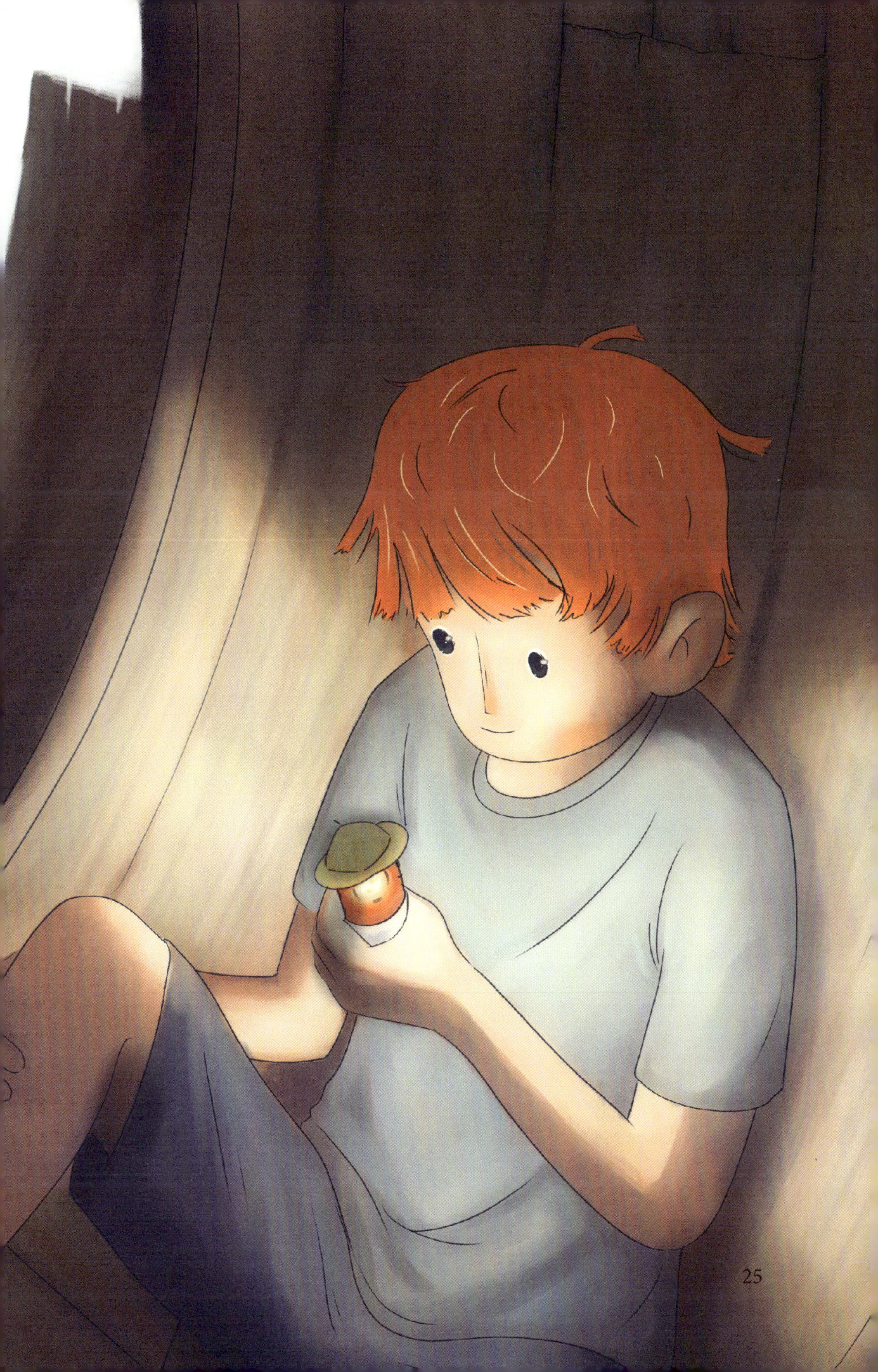

Namo nahm sich im Inneren des Schiffes als nächstes das geheimnisvolle Buch mit den vergilbten Seiten und den handgezeichneten Seekarten. Auf der ersten Seite stand in geschwungener Schrift, dass dies das Tagebuch des Kapitäns sei. Aufgeregt begann Namo, in dem Tagebuch zu blättern.

Namo las einen Tagebucheintrag: Der Kapitän und seine Crew waren auf dem Weg zu einer geheimnisvollen Insel. Diese Reise war eine wichtige Seemannsprüfung für sie, eine Herausforderung, die ihren Mut und ihre Fähigkeiten auf die Probe stellte und mit welcher der Kapitän überall bekannt werden wollte. Doch auf halbem Weg gerieten sie in ein heftiges Unwetter. Verdutzt las Namo wieder und wieder einen bestimmten Satz: »Als ich heute die meterhohen Wellen sah, bekam ich richtig Angst!«

»Kann das denn sein«, fragte sich Namo, »ein Kapitän, der Angst hat?« Gespannt las Namo weiter. Auf den nächsten Seiten beschrieb der Kapitän, wie es ihm während dieses Unwetters erging und was er tat, um die Situation zu meistern.

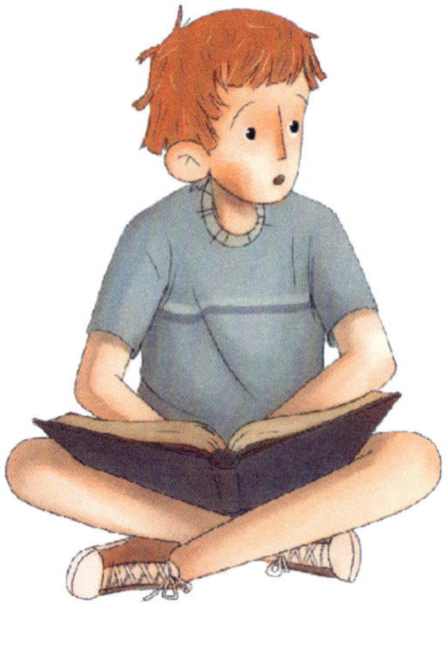

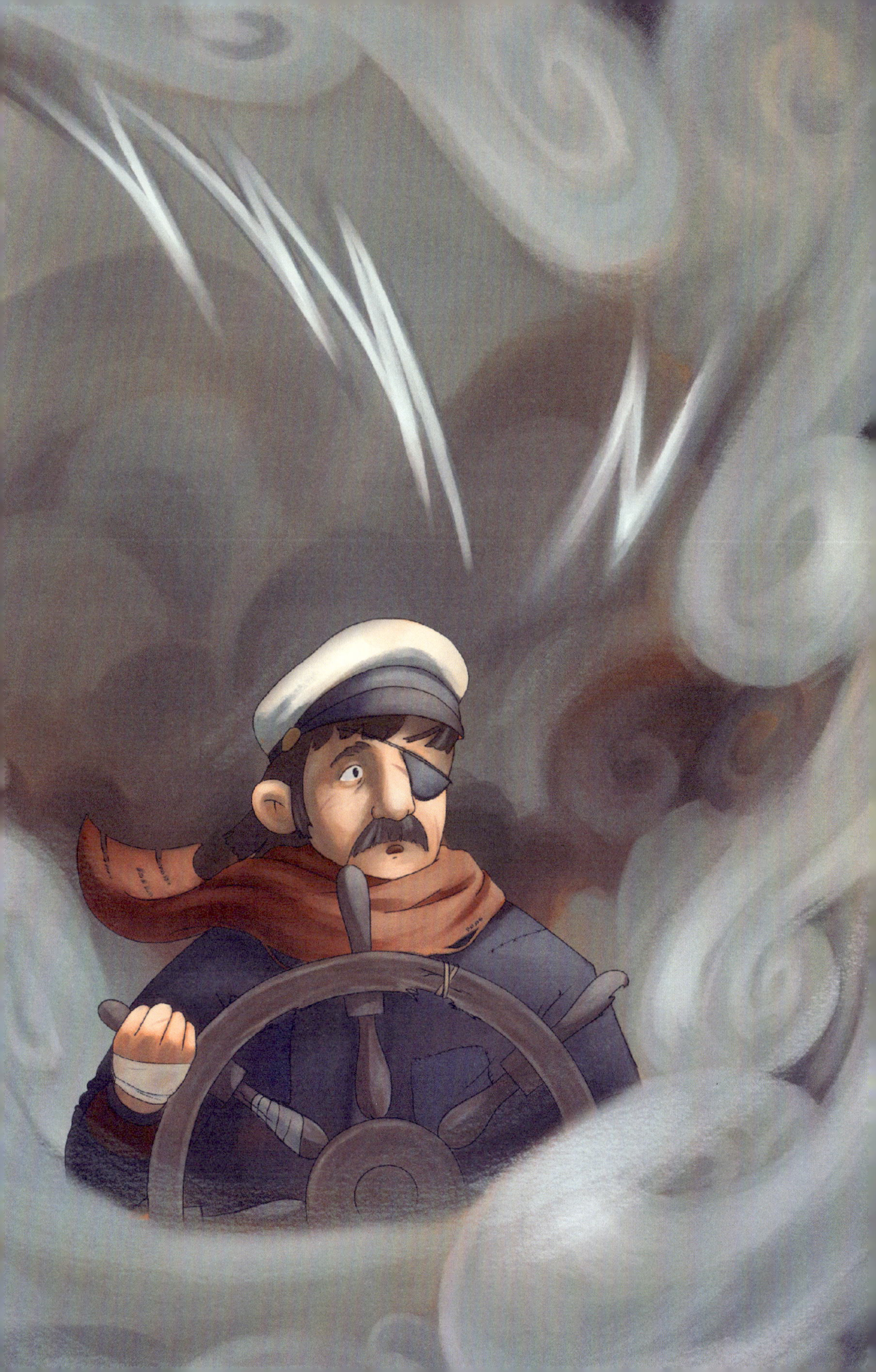

Und während die Wellen gegen das Schiff schlugen und ich am Steuer aufpassen musste, um nicht hin- und hergeschleudert zu werden, peitschte mir die Gischt ins Gesicht. Ich merkte, dass ich immer mehr Angst bekam. Meine Beine trugen mich kaum noch, so sehr zitterte ich. Aber da kam mir plötzlich ein Gedanke ganz klar: »Wenn ich es jetzt nicht schaffe, bei klarem Verstand zu bleiben, und mich von meiner Angst lähmen lasse, dann bringe ich meine Crew und mich erst recht in Gefahr und werde die Inselprüfung nie bestehen! Außerdem werde ich dann nie mehr meine Frau und meine Kinder wiedersehen …« Dabei berührte der Kapitän ein Foto seiner Familie, das er immer bei sich in seiner Hosentasche trug.
Das gab ihm Kraft.

Namo las aufgeregt weiter.
Er dachte sich, dass er vielleicht
mithilfe des Tagebuchs auch
einen Hinweis darauf
bekommen könnte,
wie er sich seiner Angst,
den Vortrag zu halten,
stellen könnte.

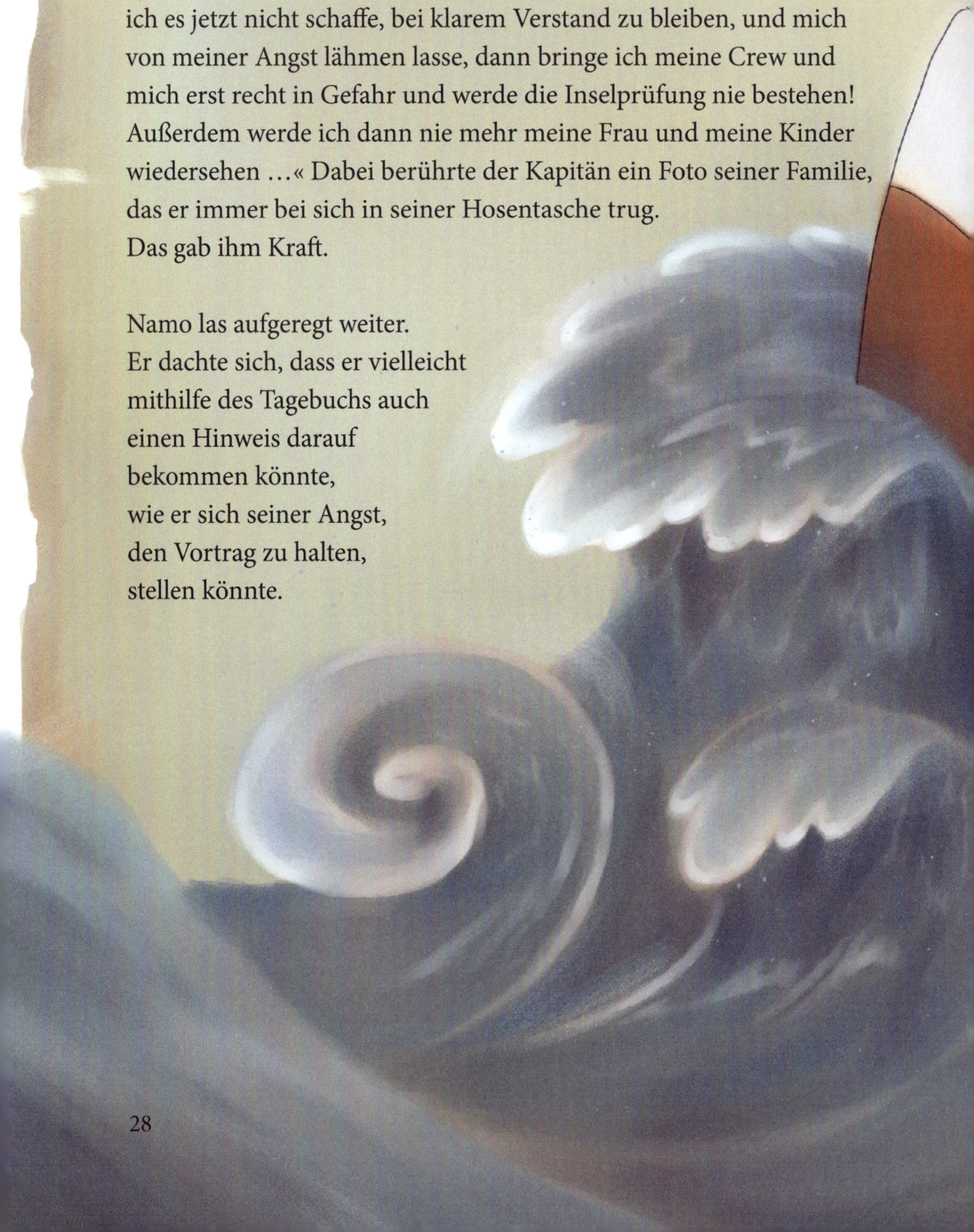

Ich nahm drei tiefe Atemzüge und fragte mich: »Wovor warnt mich meine Angst?« Schließlich wusste ich, dass jede Angst für etwas gut ist und mich letztendlich nur beschützen will. Plötzlich erkannte ich, dass die Angst so stark gekommen war, weil sie mich davor warnen wollte, etwas Falsches in dieser Situation zu tun, damit ich das Schiff aus dem Unwetter rauslenken konnte. Ich musste mich sehr konzentrieren, um mich nicht ablenken zu lassen. Ich durfte mich nicht von den Geräuschen in der Umgebung beeindrucken lassen und musste ruhig bleiben. Und schon merkte ich, wie ich etwas entspannter wurde. »Nun gut: also ab durch die Augen des Sturms!«

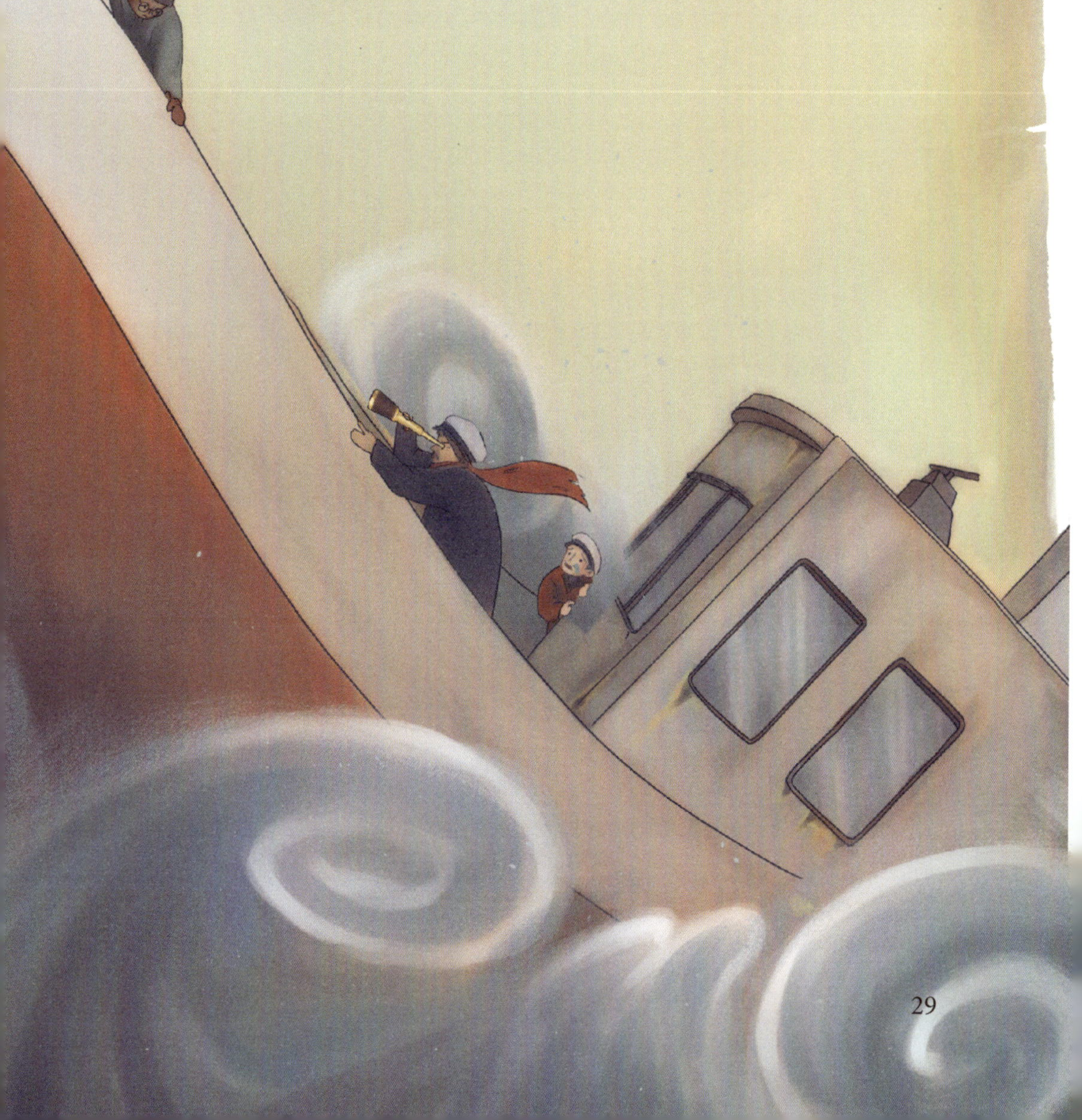

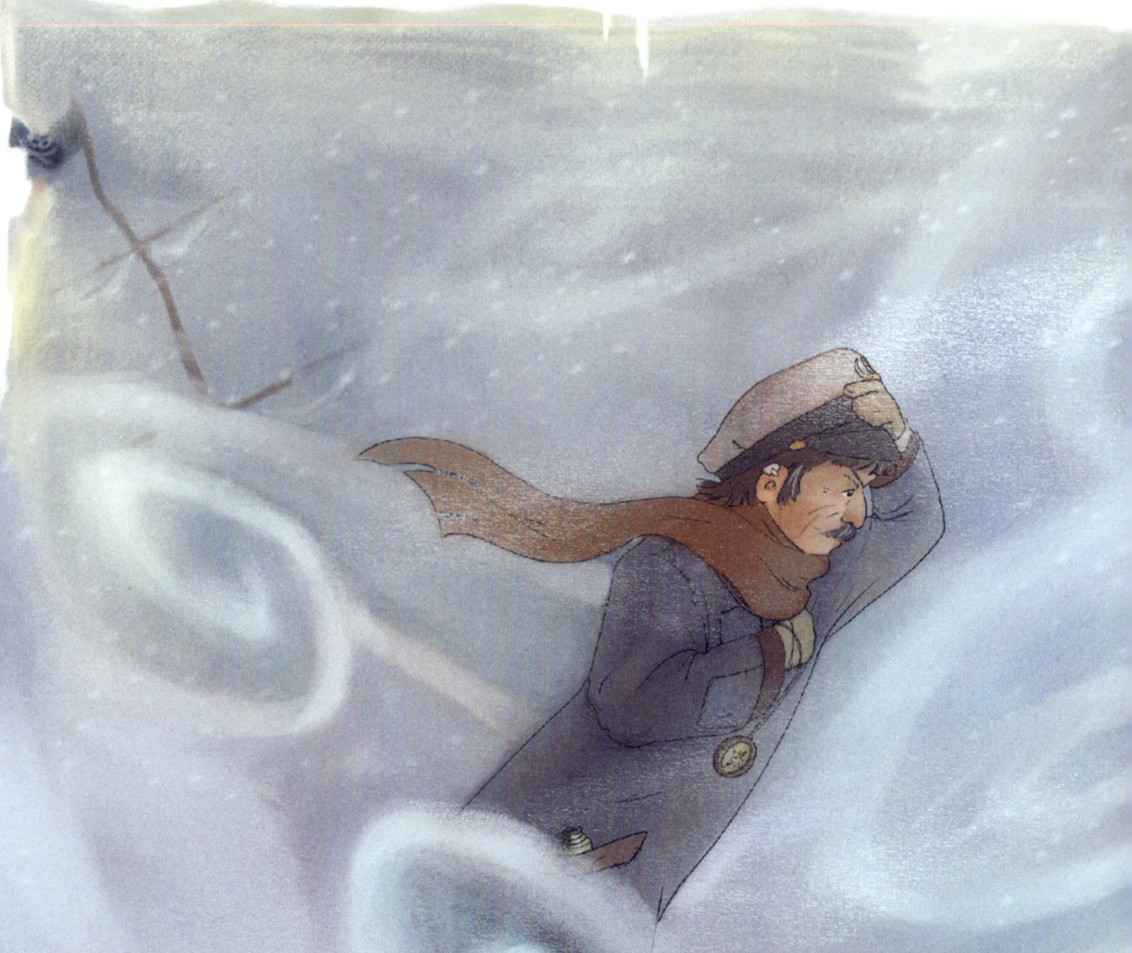

Namo dachte nach: »Angst will einen warnen? Wovor will mich denn meine Angst in der Schule warnen?« Nach kurzem Überlegen war er sich sicher: »Ich will nichts Falsches sagen und dann von der ganzen Klasse ausgelacht werden! Davor will mich die Angst warnen!«

»Ich habe schließlich schon schlimmere Unwetter überstanden! Ich erinnere mich an die eisigen Winde der Antarktis oder unsere Nahezu-Kollision mit einem Piratenschiff – wir haben schon so viele Herausforderungen geschafft. Jede Prüfung hat uns stärker gemacht und mir gezeigt, dass ich nur Zuversicht in meine Fähigkeiten brauche.« Dadurch wurde meine Angst direkt ruhiger und meine Knie hörten auf zu zittern. Schließlich konnte ich das Schiff sicher aus dem Unwetter leiten. »Also, vorwärts, wir schaffen das und es wird nicht so schlimm werden!«

Namo dachte nach: »Ich habe auch schon so viele Situationen gemeistert. Ich habe schwimmen gelernt, obwohl ich Angst vorm Wasser hatte, bin sogar mal vom Drei-Meter-Turm gesprungen, mit Anlauf sogar … Und meine Fahrradprüfung habe ich auch beim ersten Mal geschafft, obwohl mir die Beine total vor Aufregung gezittert haben und ich unter großer Beobachtung stand. Außerdem wurde ich bis auf das eine Mal noch nie in der Klasse ausgelacht. Und meistens wissen andere Kinder aus der Klasse auch nicht alles, warum also sollten alle Kinder der Klasse lachen?« Namo merkte, wie alles direkt etwas leichter wurde. Er war beeindruckt. Der Kapitän hatte es tatsächlich geschafft, seine Angst kleiner zu machen, um somit wieder in Sicherheit sein zu können. Ob er das auch schaffen könnte?

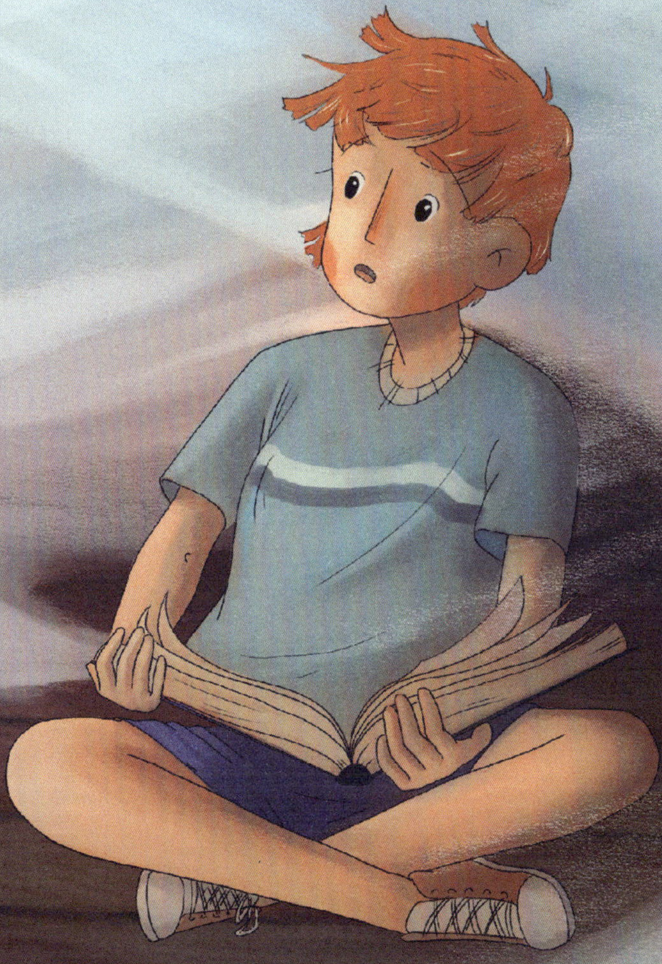

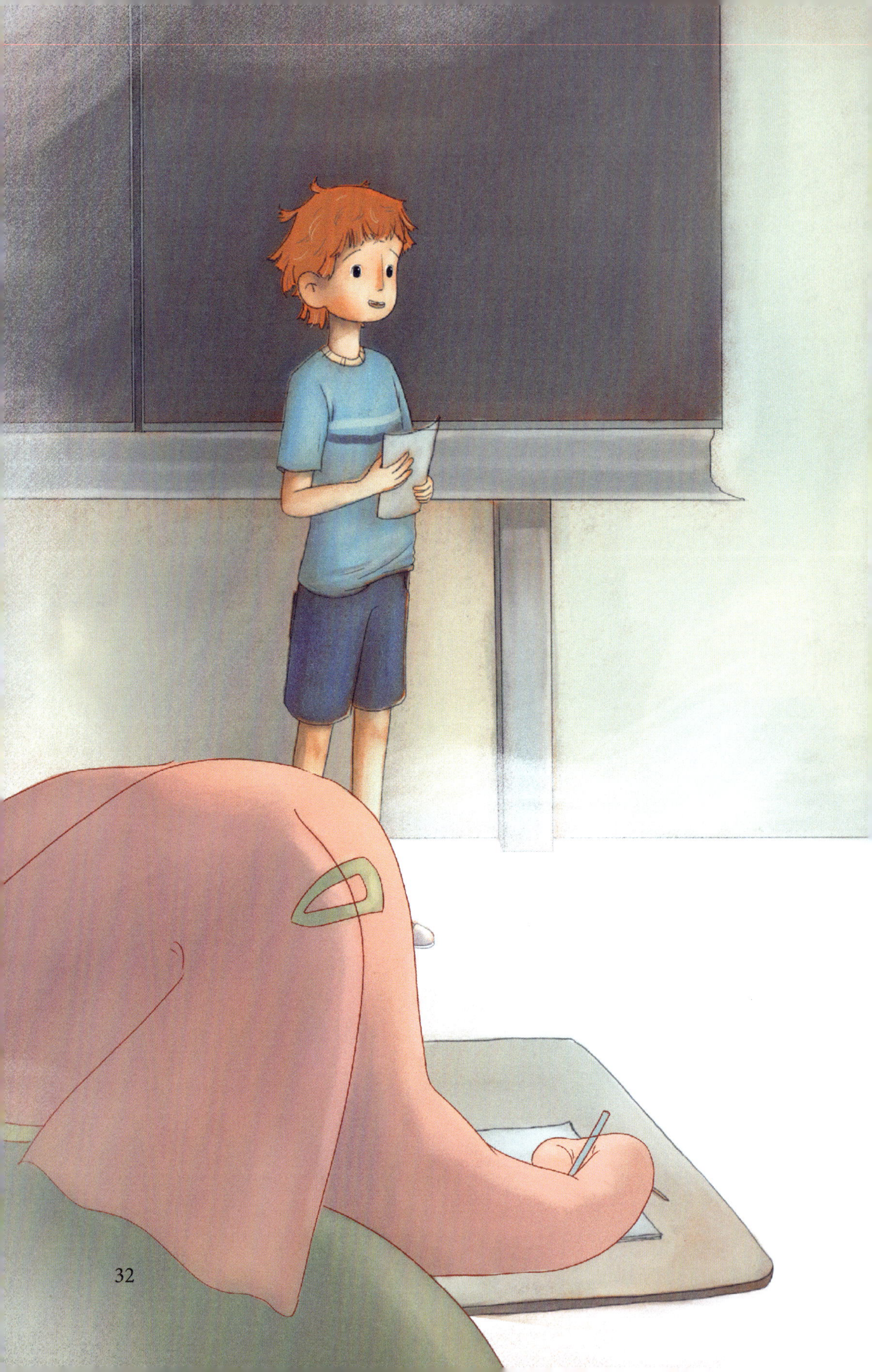

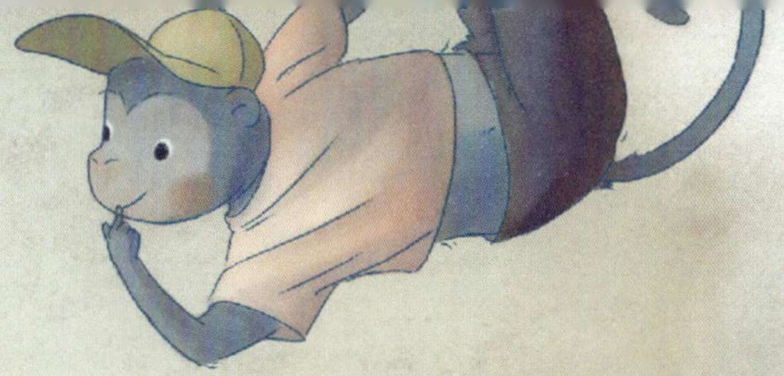

Namo überlegte, was ihm die Angst noch nehmen könnte. Da begann er laut zu lachen, als ihm die Idee kam, sich alle Kinder seiner Klasse als bunte Tiere vorzustellen. Da war der Max, der ein kleiner rosa Elefant wurde. Und die Swantje, die ein kleines blaues Äffchen wurde. Mohamed war ein grüner Bär und Eva eine bunte Maus. Wenn alle Tiere, die ihn eigentlich gar nicht verstehen konnten, mit ihren eigenen Gedanken beschäftigt waren, konnte ihm niemand zuhören, wenn er sprach, und niemand konnte ihn auslachen!

Namo spürte, wie seine Angst bei dem Gedanken, den Vortrag halten zu müssen, immer kleiner wurde. Nun insgesamt etwas mutiger und innerlich größer als noch am Morgen, stand er auf und ging an Deck des Bootes. Und da sah er mit Freude, dass die Ebbe inzwischen eingesetzt hatte und er wohl in ein paar Minuten sicher aus dem Schiffswrack herausklettern konnte.

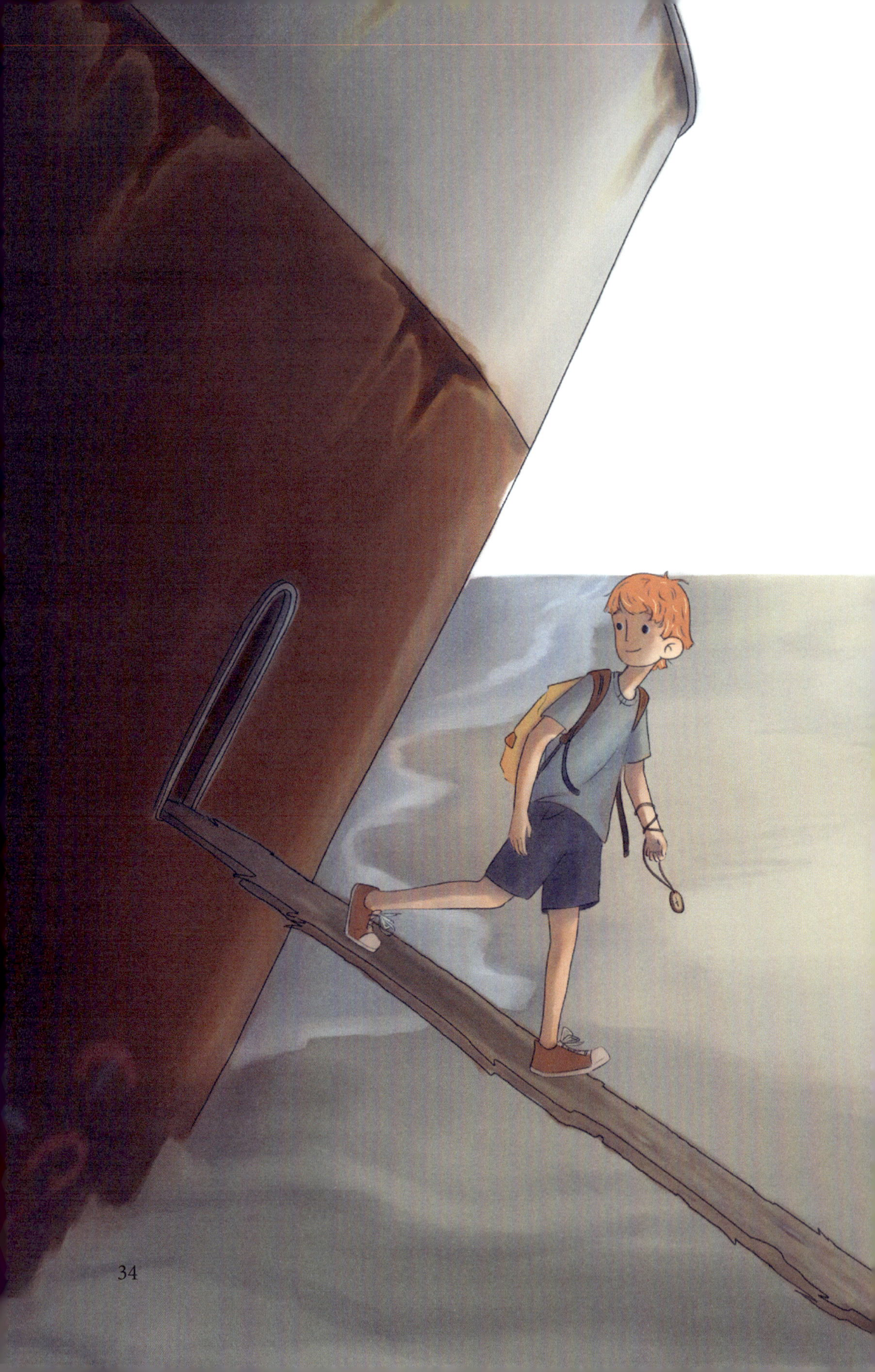

Namo ging glücklich zurück ins Innere und nahm seinen Schulranzen. Gerade als er nach draußen gehen wollte, hielt er inne: Da waren ja noch der Kompass und der Leuchtturm! Die wollte er als Glücksbringer mitnehmen. Immer wenn er von nun an Angst bekommen sollte, wollte er den Kompass anschauen und an sein Abenteuer zurückdenken. Der Kompass sollte ihm von nun an den Weg aus der Angst leiten und der Leuchtturm ihm Orientierung geben. Zu Hause erzählte Namo seiner Mutter von dem Morgen auf dem Wrack. Namos Mama war schon in großer Sorge, weil Namo viel zu spät nach Hause kam. Sie nahm ihn dankbar und erleichtert in den Arm und sagte ihm, wie froh sie sei, dass ihm nichts passiert war. Sie war – nach den vielen Erklärungen und Einsichten – nicht böse, sondern stolz auf Namo, dass er so viel über seine Angst gelernt hatte.

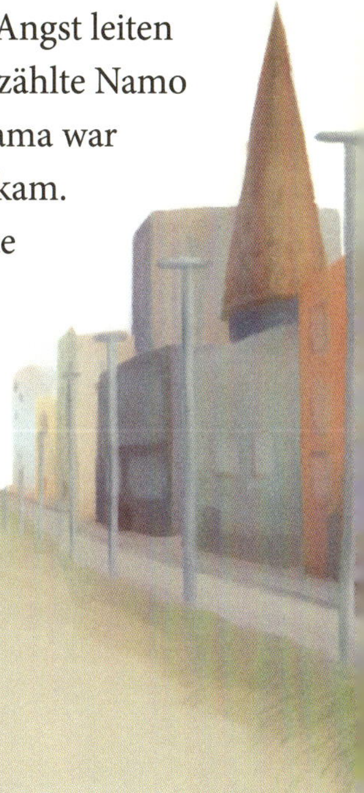

An diesem Abend ging Namo mit sehr gemischten Gefühlen zu Bett. Seine Angst vor dem nächsten Schultag war wieder groß, denn er hatte sich fest vorgenommen, den Vortrag zu halten. Aber neben der Angst spürte er auch ein Kribbeln der Vorfreude und auch Mut in sich. Er wusste, dass er es – dank der Ratschläge des Kapitäns – schaffen konnte. Das Unwetter des Kapitäns hatte ihm gezeigt, dass Mut nicht bedeutet, keine Angst zu haben, sondern trotz der Angst weiterzumachen.

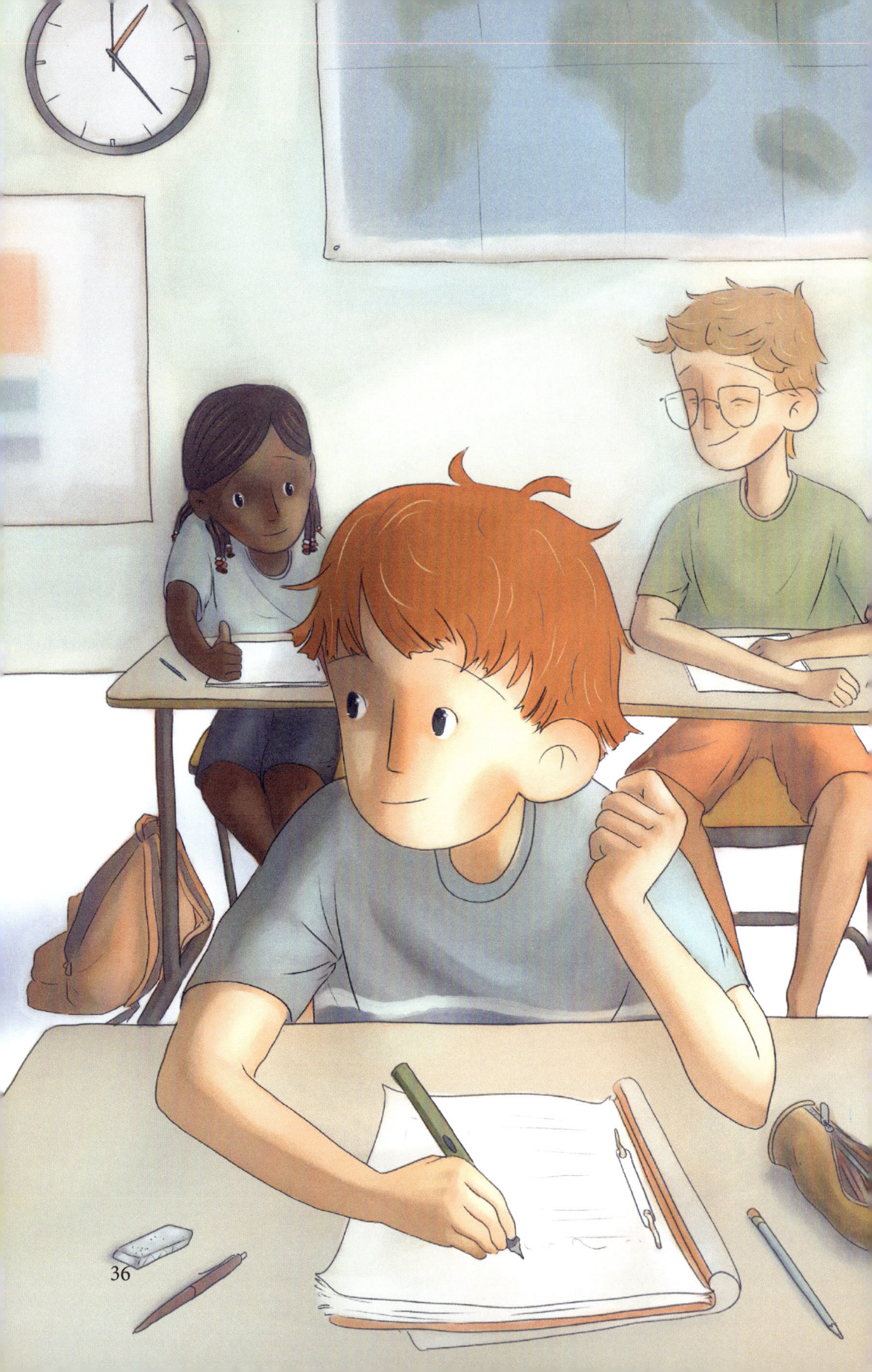

Am nächsten Schultag stand Namo vor der Klasse, um seinen Vortrag zu halten. Er zitterte, aber das war in Ordnung – das machen sogar manchmal die heldenhaftesten Kapitäne. Als er von seinen geschriebenen Zetteln aufschaute, sah er in das Gesicht seiner guten Freundin Lena. Sie lächelte ihm aufmunternd zu. Für einen Moment hielt Namo inne. »Warum habe ich vergessen, dass ich gute Freunde in der Klasse habe, die hinter mir stehen?«, fragte er sich im Stillen.

Namo hielt einen großartigen Vortrag. Am Ende klatschten alle und die Lehrerin lobte ihn. Namo fühlte sich stolz und es fiel ihm ein großer Stein vom Herzen. Er hatte seine Angst überwunden und wusste, dass er alles schaffen konnte, wenn er sich den Dingen stellte und nicht weglief. In seiner Hosentasche griff er nach seinem Kompass und nach dem kleinen Leuchtturm und hielt sie fest in der Hand.

EINEN NEUEN KURS EINSCHLAGEN

II Kindererklärteil:
Mut fassen und Stärken entdecken
mit dem kleinen Leuchtturm

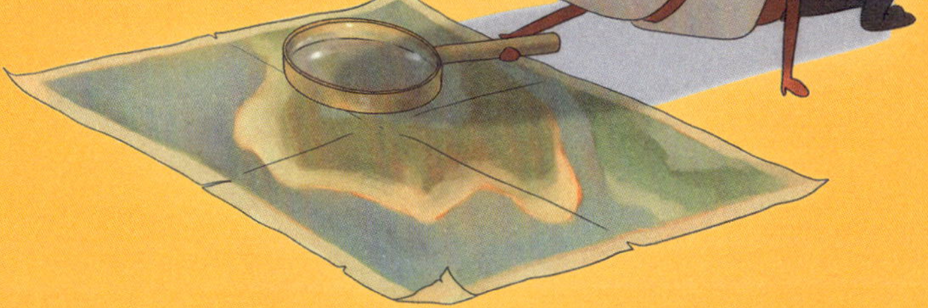

Hallo mein Freund!

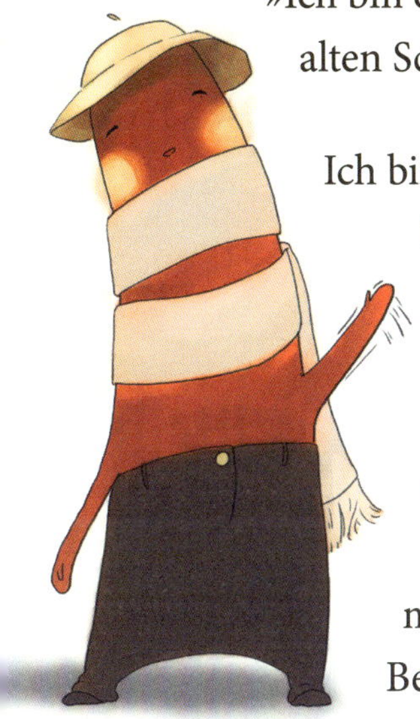

»Ich bin der kleine Lotse – der Leuchtturm, den Namo im alten Schiff entdeckt hat.

Ich bin dafür da, Menschen in schwierigen Situationen dabei zu helfen, einen Weg oder verschiedene mögliche Wege zu finden. Besonders dann, wenn es dunkel ist. Dann blinke ich in unterschiedlichen Abständen und mein Licht ist so hell, dass man seine Position mithilfe von einer Karte, einem Kompass, einem Fernrohr oder sogar einer Lupe wieder gut bestimmen kann. Am besten ist es, wenn man sich die neuen Berechnungen und Erkenntnisse gleich mit einem Stift aufschreibt.

Ich kenne viele Bootsführer, gestandene Kapitäne und Seebären, die nach außen hin stark und unbesiegbar schienen, die viele Meere erkundet und viele Prüfungen bestanden haben. Ich weiß aber, dass sie alle auch Angst haben, wenn es eng wird, wenn es dunkel wird, wenn das Meer stürmisch und bedrohlich wirkt oder sich Dinge oder Situationen schlecht anfühlen.

Und ich weiß, was gute Kapitäne dann brauchen:

- Ein Fernrohr, mit dem sie selbst in weiter Ferne das kleinste Detail erkennen können.
- Ein scharfes Seemannsmesser, um Wichtiges von Unwichtigem zu trennen.
- Ein Tagebuch, in dem sie ihre wichtigsten Erkenntnisse festhalten können, um daraus zu lernen.
- Einen Kompass, der den richtigen Weg zeigt – nicht nur auf hoher See.

Mit all' diesen Utensilien begeben sich Kapitäne immer wieder auf die Suche nach unentdeckten Inseln und Schätzen. Lass uns gemeinsam deine Seemannskiste befüllen – los geht's!«

Mein Logbuch

»Wenn ich blinke, bedeutet das: Hier ist etwas Wichtiges! Schreib' es dir schnell in dein Logbuch! Nutze für die Gestaltung gerne das Arbeits-
AB 1 blatt **Mein Logbuch**.«

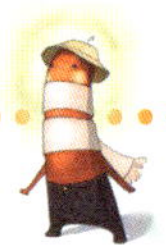

Erste Seefahrer-Erkenntnis

Du bist nicht allein! Angst zu haben ist ganz normal. Selbst erfahrene Kapitäne können Angst haben.

Und der kleine Lotse blinkt nochmal: »Namo, ist nicht das einzige Kind mit Schulangst. Viele Kinder fühlen sich unwohl, wenn sie an die Schule denken. Kennst du auch solche Schulangst? Magst du auch nicht gerne in die Schule gehen? Wird dir allein bei dem Gedanken, in die Schule gehen zu müssen, manchmal übel oder bekommst du Bauchschmerzen oder starkes Herzklopfen?

Wenn es vielen Kindern so geht, dann muss es doch auch Lösungen für diese Schulangst geben, oder? Machen wir das Leuchtfeuer an, bringen Licht in die Sache und finden heraus, wie die Angst zu bewältigen ist.«

Mein Seefahrts-Steckbrief

»Bevor ich dir gut helfen kann, möchte ich dich besser kennenlernen und deinen aktuellen Kurs und Standort erfassen. Wer bist du eigentlich, kleiner Kapitän? Dafür habe ich einen kleinen Steckbrief für dich. Hier hat ihn Namo schon ausgefüllt. Im Arbeitsblatt **Mein Seefahrts-Steckbrief** kannst du selbst alle Fragen beantworten.« AB 2

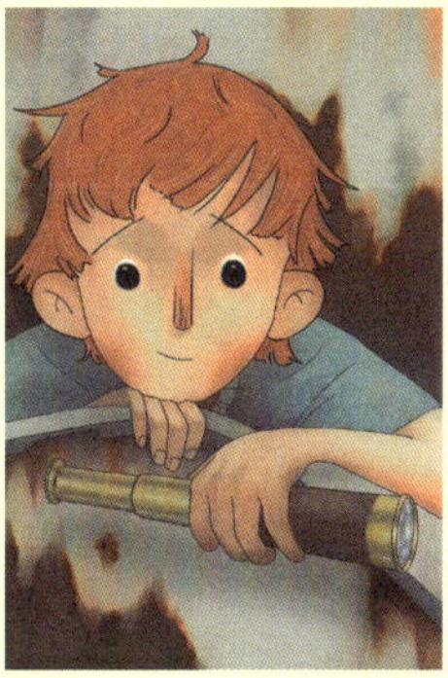

Ich heiße: Namo

Wohnort / Insel: an der Nordsee

Schule / Klasse: 4. Klasse

Lieblingslehrerin: Frau Hansen

Lieblingsmitschüler: Fiete, Eike, Lena

Lieblingsschulfach: Englisch

Liebstes Pausenbrot: Krabbenbrot

Liebste Pausenbeschäftigung: Toben, Fußball

Hobby: Fische fangen

Schiffsmannschaft (z. B.: Geschwister, Freundinnen): Fiete, Eike, Lena, Mama

Liebstes Erlebnis: beim Karneval als Kapitän zu gehen

Mein schönstes Erlebnis in der Schule: mein Vortrag im Sachunterricht

Mein blödestes Erlebnis in der Schule: ausgelacht worden zu sein

Trage auf einer Skala von 0 bis 10 ein, wie gerne du in die Schule gehst: 3 bis 4

Das mag ich an der Schule: Sachunterricht

Das mag ich nicht an der Schule: vorne an der Tafel stehen

Das kann ich gut: Fischnamen benennen, Krabben pulen

Das möchte ich noch lernen: Angeln und keine Angst mehr zu haben

Meine Schätze – Was kann ich gut?

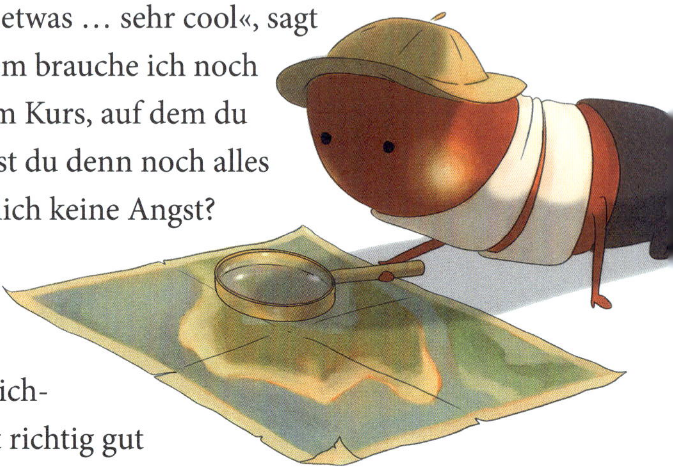

»Oh ja, ich sehe da schon etwas … sehr cool«, sagt der kleine Lotse. »Trotzdem brauche ich noch mehr Infos zu dir und dem Kurs, auf dem du unterwegs bist: Was kannst du denn noch alles und wovor hast du eigentlich keine Angst?

Vielleicht bist du super in Mathe, Deutsch oder Englisch, eine tolle Geschichtenerzählerin oder kannst richtig gut zuhören? Vielleicht bist du besonders mutig, hilfsbereit oder hast eine großartige Fantasie? All' diese Eigenschaften nennt man Stärken, Fähigkeiten oder Ressourcen. Das sind Dinge, die bereits in dir vorhanden sind und die dir dabei helfen, selbst schwierige Situationen und Ängste zu bewältigen. Sie helfen dir auch, dich nicht so hilflos zu fühlen, sondern stärker und selbstbewusster an Probleme heranzugehen. Und das Gute ist:«

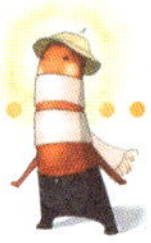

Zweite Seefahrer-Erkenntnis

Du trägst schon alle Schätze/Fähigkeiten in dir und musst sie nicht erst lernen.

AB 3 »Ich habe den Zettel **Meine Schätze** für dich vorbereitet. Darauf kannst du mit einem grünen Stift alles umranden, was du schon kannst bzw. welche Fähigkeiten du hast. Los geht's!«

Meine Angst bekommt ein Gesicht

»Das hast du wirklich gut gemacht. Ich bin beeindruckt, wie cool du bist und was du alles an Fähigkeiten und Ressourcen in dir trägst!

Nun sollten wir uns aber auch noch mit deiner Angst beschäftigen. Ich habe das Gefühl, dass du große Angst vor deiner Angst hast. Stimmt das? Das kommt häufig vor. Menschen, die einmal Angst hatten und diese nicht bewältigen konnten, haben oft noch mehr Angst, dieser Angst wieder zu begegnen.

Stell' dir mal vor, da ist ein Kapitän auf einem großen Schiff. Einmal war er in einem riesigen Sturm, mit ganz hohen Wellen. Er hatte Angst, dass seine ganze Mannschaft ertrinken könnte. Aufgrund seiner Angst konnte dieser Kapitän das Schiff nicht gut steuern und es sank. Der Kapitän aber überlebte das Unglück.

Jetzt möchte dieser Kapitän vielleicht wieder mutig sein und ein neues Abenteuer auf dem Meer erleben. Aber jedes Mal, wenn er daran denkt, sagt eine Stimme in seinem Kopf: »Was ist, wenn du wieder solche Angst bekommst, wegen dieser Angst das Schiff nicht mehr steuern kannst und deine ganze Mannschaft ertrinkt? Wenn deine Angst dich handlungsunfähig macht – dich sozusagen lähmt – und du nichts mehr aus Angst tun kannst – weder etwas Gutes noch etwas Schlechtes?« Und deshalb traut er sich erst gar nicht, loszufahren. **Dann ist das die Angst vor der Angst.**

Und genau dasselbe passiert oft auch bei Schulangst. Wenn du wegen Angst vor einer Klassenarbeit (»Blackout«) eine schlechte Zensur geschrieben hast – und nicht, weil du es nicht konntest – dann kann sich bei der nächsten Klassenarbeit eine neue Angst groß machen: die Angst vor der Angst.

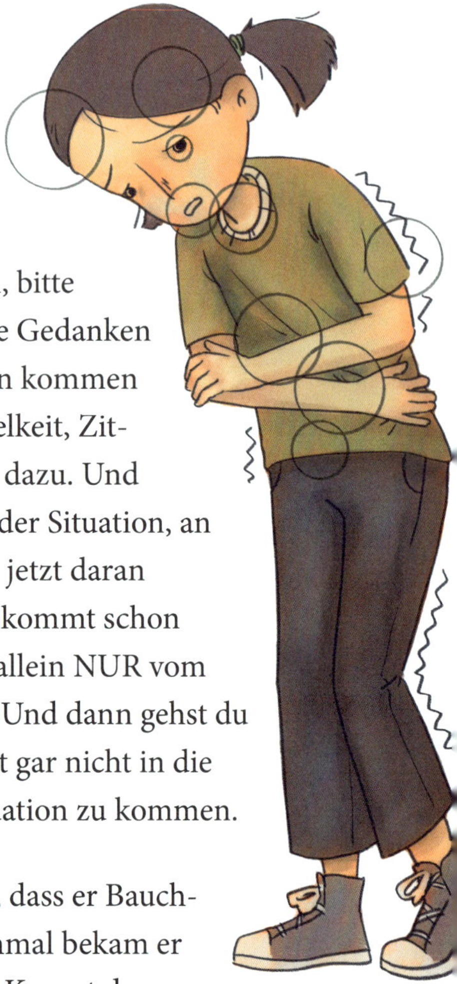

Also, nochmal ganz genau erklärt: Erst kommt die **Situation**, dass du an die Tafel musst. Du nimmst diese Situation als unangenehm wahr und es kommen automatisch **Gedanken** wie z. B.: »Oh nein, bitte nicht ich! Ich kann das doch nicht!« Solche Gedanken führen dann zu dem **Gefühl** »Angst«. Dann kommen noch **körperliche Symptome**, wie z. B.: Übelkeit, Zittern, Bauchschmerzen oder etwas anderes dazu. Und dann verbindet der Kopf die Übelkeit mit der Situation, an die Tafel zu müssen. Und immer, wenn du jetzt daran denkst, dass du wieder an die Tafel musst, kommt schon ganz automatisch die Übelkeit. Also ganz allein NUR vom DENKEN an die unangenehme Situation. Und dann gehst du (als unbewusste Lösung des Problems) erst gar nicht in die Schule, um nicht in die unangenehme Situation zu kommen.

Namo hatte jedenfalls schon so viel Angst, dass er Bauch- und Kopfschmerzen davon bekam. Manchmal bekam er sogar keine Luft mehr, so schlimm war es. Kennst du so etwas auch?

Wie sieht denn deine Angst überhaupt aus? Kannst du sie mir beschreiben? Oder kannst du sogar ein Phantombild davon anfertigen?
AB 4 Du kannst dafür das Arbeitsblatt **Mein Angst-Phantombild** nutzen.«

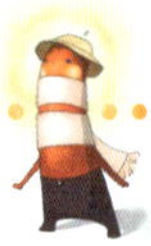

Dritte Seefahrer-Erkenntnis

Ich schaue meine Angst genau an, schiebe sie nicht weg und mache mir ein Bild von ihr.

Alle im gleichen Boot – und doch anders

Der kleine Lotse wundert sich immer wieder, dass trotz seiner hellen Leuchtkraft noch so viele Menschen, die ihm nahekommen und Orientierung suchen, trotzdem mit Angst unterwegs sind.

Deshalb hat er sich die Angst der Menschen, Kapitäne und Mannschaften einmal genauer angesehen und sie auch befragt:

»Hallo ihr«, ruft der kleine Lotse, »ich muss euch unbedingt etwas fragen. Es scheint mir so, als hätte jeder von euch seine eigene Angst, obwohl ihr doch alle im gleichen Boot sitzt bzw. in der gleichen Situation seid. Stimmt das? Kann es sein, dass ihr wegen eurer unterschiedlichen Fähigkeiten, mit Ängsten umzugehen, auch unterschiedliche Ängste habt? Dass euch also durch eure Fähigkeiten bestimmte Ängste gar nicht mehr begegnen können, aber andere Ängste dafür umso mehr?«

Auf dem Arbeitsblatt **Jede und jeder hat Angst** kannst du die Ängste eintragen, die du bei der Mannschaft vermutest, und noch weitere Personen und Ängste ergänzen. Leg' gleich los, du wirst sehen, dass jede und jeder Angst hat.« AB 5

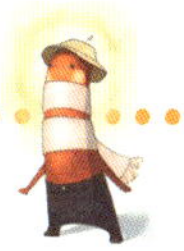

Vierte Seefahrer-Erkenntnis

Alle Menschen haben vor etwas Angst.

Ein Angstgefühl kann überall auftreten und sich in verschiedenen Situationen unterschiedlich anfühlen und anders erlebt werden. Das eine Kind hat überhaupt keine Angst vor der Schule und das andere Kind schon. Und dabei haben diese Kinder alle die gleichen Mitschüler, Lehrerinnen, gehen in die gleiche Schule und haben auch die gleichen Schulfächer. Das bedeutet doch, dass es nicht an der Schule selbst liegt, oder?

Wie ist das denn in deiner Schulklasse? Da gibt es doch bestimmt auch Mitschüler, die ganz verschiedene Ängste haben, oder? Du hast vielleicht Angst vor der Klassenarbeit, aber andere haben vielleicht Angst, im Sportunterricht etwas nicht hinzubekommen. Schreibe in
AB 6 das Arbeitsblatt **Ängste in der Schule**, welche Ängste du dir vorstellen kannst.«

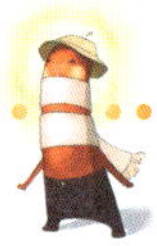

Fünfte Seefahrer-Erkenntnis

Angst ist für jeden anders und bezieht sich immer auf bestimmte Situationen.

Die Angst – ein heimlicher Helfer an Bord

Und so wirft der kleine Lotse ein wenig Licht auf die Angst im Allgemeinen. »Wer bist du eigentlich und wozu bist du denn da?« fragt sich der kleine Lotse.

»Was meinst du, warum der Kapitän Angst hatte und wozu die Angst in diesem Moment vielleicht gut war? Wovor wollte ihn die Angst warnen?

Richtig, Angst kann uns manchmal helfen, kluge Entscheidungen zu treffen. Stell' dir vor, der Kapitän ist nachts auf dem Meer unterwegs. Es ist ganz dunkel, und er hat ein bisschen Angst, dass sein Schiff gegen ein Riff fahren könnte. Weil er diese Angst spürt, passt er viel besser auf: Er kontrolliert den Kurs ganz genau, schaut öfter auf die Karte und steuert vorsichtiger.

Oder vielleicht hat der Kapitän Angst, dass jemand aus seiner Mannschaft ins Wasser fallen könnte. Dann sorgt er dafür, dass alle sich gut festhalten, dass genug Schwimmwesten da sind – und dass niemand in gefährliche Situationen gerät.

Wenn er in diesem Moment keine Angst gehabt hätte, wäre er nicht vorsichtig gewesen. Dann wären ihm möglicherweise mehr Fehler passiert, die das Leben seiner Mannschaft gefährden könnten.«

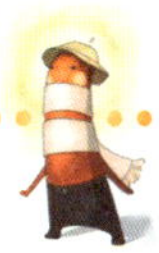

Sechste Seefahrer-Erkenntnis

Angst will dich beschützen. Das ist etwas Wichtiges für dein Notizbuch – schreib' es gleich auf!

»Angst bzw. die unbewussten Lösungen, um Angst zu vermeiden, schützen dich z. B. vor Situationen, in denen du ausgelacht werden könntest. Sie sorgen dafür, dass du nicht vor ein fahrendes Auto läufst oder giftige Pilze isst. Vor was kann Angst noch alles schützen? Trage alles, was dir einfällt, ins Arbeitsblatt **Wovor will mich die Angst beschützen?** ein.« AB 7

Was passiert, wenn man die Angst ignoriert?

Der kleine Lotse wird nachdenklich und fragt die Angst: »Verstehe ich das richtig? Du willst den Menschen und Kindern also nichts Böses, sondern willst sie nur beschützen?«

Die Angst sagt ganz traurig: »Weißt du, was richtig blöd ist? Die Menschen wollen uns Ängste gar nicht an ihrer Seite haben. Sie sagen, dass es uns gar nicht gibt oder schicken uns einfach weg. Wie sollen wir sie denn dann beschützen? Sie verkriechen sich ins Bett, sagen, sie seien krank, oder beschäftigen sich lieber mit Spielen oder anderen Sachen wie Fernsehen oder Zocken. Aber sie nehmen uns gar nicht ernst und beschäftigen sich nicht richtig mit uns. Kannst du dir das vorstellen?«

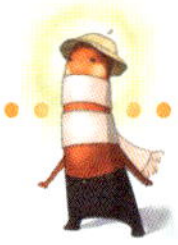

Siebte Seefahrer-Erkenntnis

Ängste wollen gehört werden! Das ist eine wichtige Erkenntnis. Magst du sie in deinem Logbuch aufschreiben?

Der kleine Lotse überlegt kurz: »Wie ist das mit der Angst bei den Menschen und Kindern? Und wie ist das bei Namo?«

Der kleine Lotse untersucht Namos Situation und findet Folgendes heraus: Wenn Namo zu ängstlich war, um zuzugeben, dass er vielleicht nicht immer der Beste war, dass ihm auch Fehler passierten, dann meldete er sich manchmal krank oder behauptete, er mache nie Fehler. Aber er fühlte sich bei solchen Lügen nie wirklich gut. Manchmal bekam er dann auch Bauch- oder Kopfschmerzen. Oder es wurde ihm ganz schwindelig. Ob das Wort »schwindelig« wohl von »schwindeln« kommt?

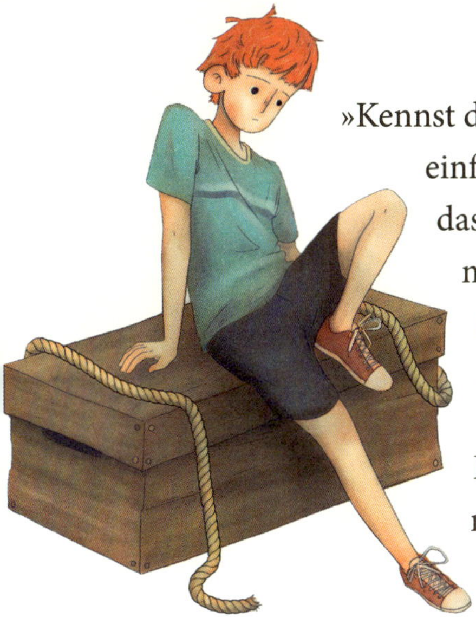

»Kennst du das auch? Manchmal möchte man sich einfach nicht mit seinen Ängsten beschäftigen, das nennt man auch »Vermeidung«. Wenn du magst, kannst du das auf dem Arbeitsblatt **Meine Vermeidungskiste öffnen** in die »Vermeidungskiste« schreiben.« AB 8

Der kleine Lotse wirkt etwas betroffen. Er muss unbedingt noch etwas in sein Notizbuch eintragen:

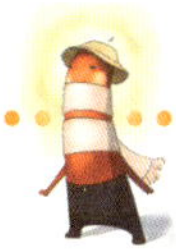

Achte Seefahrer-Erkenntnis

Weil Menschen ihre Ängste nicht mögen, verdrängen sie diese lieber.

Übung macht den Meister

Und noch etwas Wichtiges ist dem kleinen Lotsen bewusst geworden:

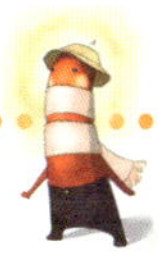

Neunte Seefahrer-Erkenntnis

Ich muss mich meiner Angst stellen, sonst geht sie nicht weg.

»Oha … Das ist aber doch gar nicht so einfach, sich seiner Angst zu stellen. Wie soll das denn gehen?«, denkt sich der kleine Lotse.

Er befragt abermals die Angst und tippt sie vorsichtig an. Die Angst meint, dass es doch ganz leicht sei: »Du, Namo und alle anderen Kinder und Menschen sollten endlich anfangen, ihre Ängste als Freunde anzunehmen. Und die schickt man ja wohl auch nicht weg, oder?«

»Naja«, denkt der kleine Lotse heimlich, »Freundinnen und Freunde fühlen sich auch nicht so unangenehm an, wenn man mit ihnen zusammen ist.«

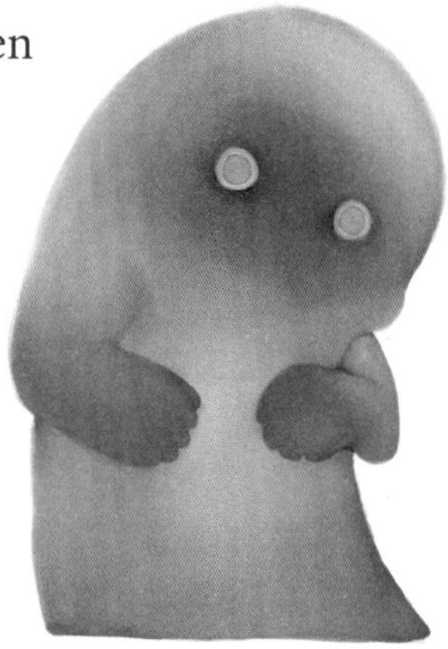

Aber das sagt er der Angst lieber nicht. Der kleine Lotse hat wohl Angst davor, dass die Angst ihn beschimpfen könnte. Da ist es schon wieder: Der Lotse geht wieder in die Vermeidung, anstatt der Angst von seiner Befürchtung zu erzählen, dass er noch nicht weiß, wie das klappen soll.

»Ich muss das wohl immer wieder üben, damit ich nicht in alte Denkmuster verfalle«, denkt er.

»Und ich weiß«, denkt der kleine Lotse, »dass, wenn ich etwas übe, auch meine Angst immer kleiner wird.« Er erinnert sich an seine ersten Anfänge als Leuchtturm. Damals wusste er noch nicht, ob er von den Schiffen gesehen werden würde und ob sein Licht ausreichen würde, um alle Schiffe zu warnen. Er erinnert sich daran, dass er mächtig Angst vor seinem ersten Einsatz als Leuchtturm hatte: Was, wenn etwas schiefginge? Dann wäre er mitverantwortlich für all' die Unfälle auf See …

Doch er erinnert sich auch daran, dass seine Angst durch das ständige Wiederholen – jede Nacht – immer kleiner wurde. Es war fast wie eine große Welle: Erst war sie ganz hoch und dann wurde sie immer kleiner. Je mehr er merkte, dass es funktionierte, desto kleiner wurde seine Angst.

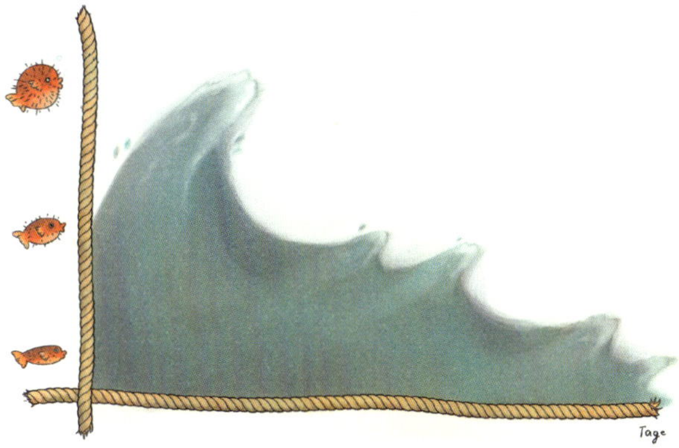

»Es gibt viele Dinge, die leichter werden, wenn man sie übt. Welche Dinge fallen dir ein? Schreibe sie in das Arbeitsblatt **Übung macht den Meister**.« AB 9

Ein sicherer Ort für große Gefühle

Die Angst erklärt dem kleinen Lotsen, dass Kinder viel weniger Angst und körperliche Symptome (wie z. B. Bauchschmerzen) hätten, wenn sie sich um ihre Angst kümmern würden. Der kleine Lotse wird nachdenklich: »Also, … wenn Kinder ihrer Angst zuhören und sich gut um sie kümmern, dann haben sie nicht mehr so ein komisches Bauchgefühl?

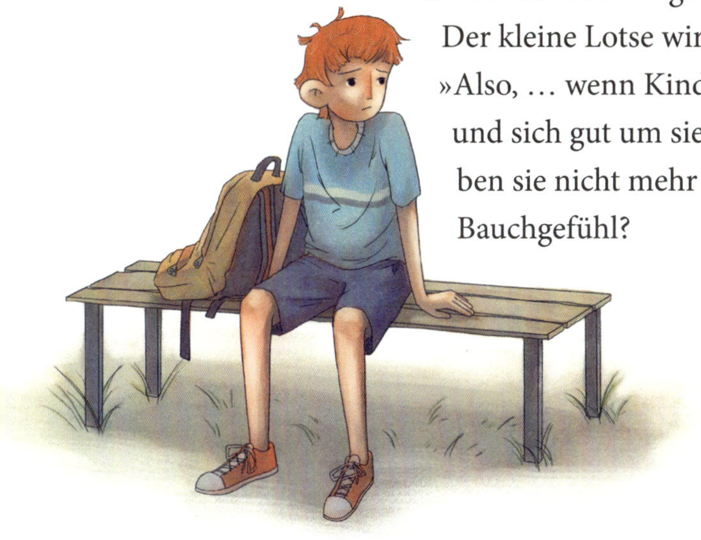

Hm, … das klingt, als müsste ich meiner Angst einfach mehr Beachtung schenken.

Das braucht **Zeit, Geduld und Ruhe.** Das kann man nicht so nebenbei machen.«

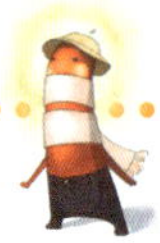

Zehnte Seefahrer-Erkenntnis

Es braucht Zeit, Ruhe und Geduld. Schnell ins Notizbuch mit dieser tollen Erkenntnis!

Dein sicherer Wohlfühl-Ort

»Weißt du schon, was ein sicherer Ort ist? Das ist ein Ort, den es entweder gibt oder den du dir ausdenken kannst. Er ist ganz genauso, dass du dich dort ganz sicher, wohl und geborgen fühlst. Auf dem Arbeits-
AB 10 blatt **Mein sicherer Wohlfühl-Ort** kannst du deinen sicheren Ort aufmalen.«

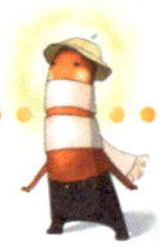

Elfte Seefahrer-Erkenntnis

Ein sicherer Wohlfühl-Ort kann helfen, um sich gut zu fühlen.

Plötzlich sieht die Angst ganz anders aus …

Der kleine Lotse blinkt lang: »Wenn feststeht, dass alle Ängste Freunde oder Freundinnen sind, die dich und alle Menschen – ob groß oder klein – vor etwas beschützen wollen, möchtest du dann nicht einmal darüber nachdenken, ob sich dadurch nicht auch deine Einstellung zu deiner Angst verändert? Ist sie immer noch so unheimlich wie früher? Oder kann sie vielleicht schon etwas freundlicher aussehen?«

»Ich bin beeindruckt.« Der kleine Lotse nimmt eine Lupe und untersucht die alten und die neuen Bilder, die sich zeigen. »Ja, die Angst hat recht: Selbst deine Angst sieht nun viel freundlicher aus. Auf dem Arbeitsblatt **Finde die Unterschiede** kannst du dich selbst auf die Suche machen.« AB 11

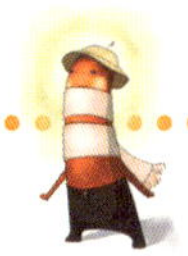

Zwölfte Seefahrer-Erkenntnis

Angst kann sich verändern und kleiner werden.

Die Skalierungslinie im Einsatz

Der kleine Lotse ist von den neuen Sichtweisen im Umgang mit den Ängsten und natürlich auch mit Schulängsten sehr beeindruckt.

Dem kleinen Lotsen kommt eine neue Idee: »Wenn wir alle Ängste haben, die uns vor Gefahren warnen, bedeutet das doch auch, dass diese Gefahren gar nicht immer wirklich da sind? Als Leuchtturm habe ich mir am Anfang viel zu viele Sorgen gemacht, ob ich meinen Leuchtturm-Job gut hinbekomme. Es gab aber nie ein Problem mit meinem

Leuchtfeuer oder meinen Funktionen. Heute denke ich, dass meine Angst früher viel zu groß war.«

Er erinnert sich daran, dass Namo früher auch Angst vor Spinnen hatte. Und die waren ja nun ganz und gar nicht gefährlich, sondern nur eklig. Also war Namos Angst wohl auch übertrieben!

»Und so kann es möglicherweise auch mit der Schulangst bei Namo gewesen sein. Vielleicht war seine Angst auch übertrieben, wer weiß das schon. Das müsste man jedenfalls mit Lupe und Lineal ganz genau un-
AB 12 tersuchen. Du kannst das Arbeitsblatt **Die Skalierungslinie** hierzu nutzen, leg' gleich los!«

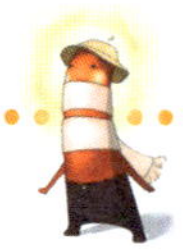

Dreizehnte Seefahrer-Erkenntnis

Mit einer Skalierungslinie kannst du herausfinden, wie groß die Angst ist.

Der Realitätscheck

»Namo hatte Angst, in der Klasse ausgelacht zu werden. Doch auch Namo musste erkennen, dass seine Angst übertrieben war. Sie fühlte sich zunächst auf einer Skala von 0 bis 10 (wobei »0« ganz wenig ist und »10« ganz viel bedeutet) bestimmt wie eine »10« an. Aber bei genauerem Überlegen war es doch recht unwahrscheinlich, dass die Kinder ihn wieder auslachen würden, weil ja jeder mal einen Fehler macht. Außerdem hatte die nette Lehrerin mit den Kindern geschimpft, als sie über die Fehler der Mitschüler lachten.

Wenn wir also richtig nachdenken, könnte es vielleicht schon sein, dass Namo wieder ausgelacht werden würde. Man wusste nie … Aber er schätzt die Wahrscheinlichkeit nun doch eher als »halb/halb« ein, also bei ungefähr 5. Das fühlt sich jedenfalls schon viel leichter an als ein Wert von 10.«

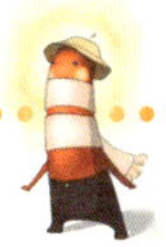

Vierzehnte Seefahrer-Erkenntnis

Manchmal fühlt es sich schlimmer an, als es tatsächlich sein wird.

»Vielleicht kennst du das auch: Wir stellen uns die Dinge in unserem Kopf manchmal schlimmer vor, als sie in Wirklichkeit sind. Das ist dann unsere Angst, die sich meldet. Aber zum Glück gibt es noch andere Anteile in uns, die wir als Helfer holen können, um einen »Realitätscheck« durchzuführen.

Gibt es Situationen aus der Schule, die du zunächst viel schlimmer eingeschätzt hast, als sie nachher tatsächlich waren? Erzähle sie mir! Suche dir dann einen geeigneten Begriff für diese Situationen aus und trage ihn in die Waage auf dem Arbeitsblatt **Gedanken abwägen** ein.« AB 13

Entdecke dein inneres Team

Der kleine Lotse weiß, dass jeder Mensch neben der Angst auch andere Gefühle und Anteile hat. So gibt es den Mut, die Freude, die Vernunft, die Erfahrung und noch viele mehr.

»Sicher kennst du viele dieser hilfreichen Anteile in dir, die dir auch in schwierigen Schulsituationen helfen. Man kann auch von einem »inneren Team« sprechen. Ob du hilfreiche Anteile gefunden hast, merkst du daran, dass es dir sofort etwas leichter ums Herz und im Bauch wird und dass es dir besser geht. Wenn du dieses Gefühl noch nicht verspürst, musst du geduldig weitersuchen.

Tipp: Vieles hast du schon in deinem Logbuch aufgeschrieben, das dir helfen kann.«

Gegenspieler der Angst

»Weißt du was ein Gegenspieler ist? Ein »Gegenspieler« ist so etwas wie das »Gegenteil«. Oder wie ein Herausforderer beim Wettkampf: Du bist auf der einen Seite und dein »Gegenspieler« ist dir genau gegenüber und will gewinnen oder dir das Gegenteil beweisen.«

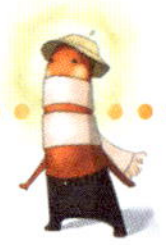

Fünfzehnte Seefahrer-Erkenntnis

Es gibt noch andere Helfer in dir. Es sind die Gegenspieler deiner Angst.

AB 14 Mithilfe des Arbeitsblattes **Gegenspieler-Memo** kannst du passende Gegenspieler zu unterschiedlichen Situationen und Gefühlen finden oder eigene Gegenspieler aufschreiben und malen.«

Auf Helfersuche

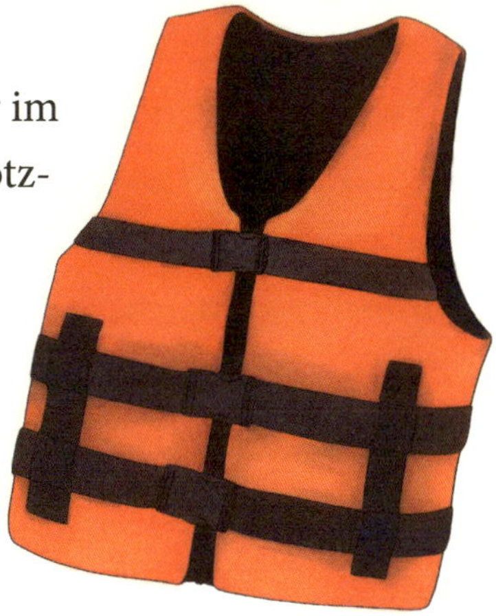

Nachdem der kleine Lotse seine inneren Helfer im Umgang mit Schulangst gefunden hat, ist er trotzdem etwas ratlos. Er erinnert sich nämlich daran, dass es damals eigentlich der Kapitän war, dessen Notizbuch Namo gelesen hatte: »Der Kapitän war für Namo eine Art Vorbild, weil auch er eine gefährliche Reise überstanden hatte. Dadurch hatte Namo die Angst verkleinern können. Der Kapitän war sehr mutig, und das wollte Namo auch sein. Außerdem ermutigte ihn seine Mutter, in die Schule zu gehen – auch sie war eine Hilfe für Namo.«

Also notiert sich der kleine Lotse und blinkt:

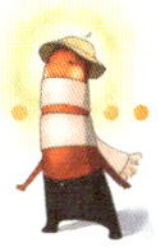

Sechzehnte Seefahrer-Erkenntnis

Auch andere äußere Helfer sind sinnvoll, wenn ich nicht weiterkomme.

»Welche äußeren Helfer und Helferinnen kennst du? Das sind z. B. solche Menschen, die eigentlich immer da sind, wie Namos Mutter. Du musst sie nur rufen, wenn du sie brauchst. Auf dem Arbeitsblatt **Meine äußeren Helfer** kannst du die Namen deiner Helfer und Helferinnen in die Schwimmweste eintragen. Leg' gleich los und überlege, welche äußeren Helfer du hast.« AB 15

Die große Kapitäns-Urkunde

Nun hat der kleine Lotse schon viel darüber erfahren, wie die Menschen mit der Skalierungslinie gut arbeiten können. Sie können ihre inneren Anteile befragen, äußere Helfer dazuholen oder auch die eigene Bewertung hinterfragen.

»Es tut richtig gut, zu wissen, dass man mit seinen Problemen nie allein unterwegs ist, sondern dass es immer jemanden gibt, den oder die man um Rat fragen kann.

Aber was, wenn das immer noch nicht reicht? Was können Namo und andere Kinder tun, um bei der Skalierung eine »1« oder sogar eine »0« zu erreichen?«

Der kleine Lotse überlegt: »Es geht dann wohl darum:

- Nun ganz bestimmte **innere hilfreiche Sätze** aufzuschreiben.
- Sich an bestimmte **Erfahrungen** zu erinnern, die beweisen, dass du schon ganz anderes geschafft hast.
- Noch andere eigene **Helfer, Helferdinge oder Hilfsmittel** zu finden, die auch bei der Lösung helfen können.«

Was sind »innere hilfreiche Sätze«/Glaubenssätze?

»Erinnere dich wieder an die Geschichte mit dem Kapitän. Der hat sich doch auch solche Sätze gesagt, wie z. B.: »Wir schaffen das.« Oder: »Es wird nicht so schlimm werden.«

Das scheinen Glaubenssätze zu sein. Das sind Sätze, die nicht bewiesen werden können, sondern an die der Kapitän einfach nur glaubte. Sie beeinflussten seine Gefühle, Gedanken und seinen Mut zum Handeln in eine gute Richtung.«

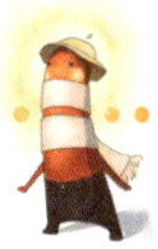

Siebzehnte Seefahrer-Erkenntnis

Glaubenssätze sind Gedanken, die unser Handeln beeinflussen können und keinen Beweis brauchen.

»Auf dem Arbeitsblatt **Meine Glaubenssätze** kannst du solche positiven Sätze eintragen.« AB 16

Was sind Erfahrungen?

»Wie hat der Kapitän das beschrieben? Er hat von den Ereignissen in der Antarktis erzählt, von den eisigen Winden und der Kollision mit dem Piratenschiff, die er überstanden hat.

Auch Namo hatte schon viele schwierige Situationen überstanden – z. B. als er auf dem Kletterturm balancierte, was sich sonst keiner traute. Oder er dachte an all die anderen schwierigen Situationen, wie das Schwimmenlernen und die Fahrradprüfung.

Diese Erfahrungen aus seinem bisherigen Leben haben ihm wohl auch geholfen und konnten ihm wichtige Hinweise geben, auch andere Dinge zu schaffen.«

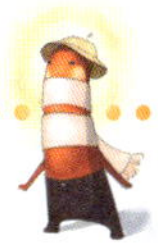

Achtzehnte Seefahrer-Erkenntnis

Positive Erfahrungen sind wichtige Hinweise.

Was sind Helferdinge?

»Naja«, denkt der kleine Lotse, »wie ist das denn eigentlich, wenn Menschen nicht am Meer sind, sondern dort leben, wo es keine Leuchttürme gibt?« Er ist nachdenklich: »Wie kann ich dann helfen?«

Da erinnert er sich an seine eigene Geschichte: »Ich bin selbst ja gar kein Leuchtturm an Land, sondern »nur« ein kleiner Leuchtturm aus Holz mit einem Tank für Petroleum. Irgendjemand hat mich geschnitzt, gebastelt und verkauft. Irgendjemand hat mich dem Kapitän gegeben, der mich dann mit ins Schiff genommen hat.

So bin ich als eine Art **Glücksbringer** an Bord gelandet, ein **Talisman**. Ein Gedankenanker, der dem Kapitän Stärke und Kraft vermittelt hat.«

Und schon leuchtet er wieder: »Auch Namo hatte den Kompass als Glücksbringer benutzt – genau so etwas muss es sein! Und der Kapitän hatte doch das Foto in seiner Hosentasche, das ihm Kraft gab, das Abenteuer zu überstehen.«

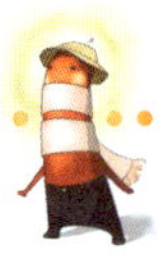

Neunzehnte Seefahrer-Erkenntnis

Suche nach Dingen, die dir Kraft, Zutrauen und Sicherheit vermitteln.

»Welche Glücksbringer kennst du oder hast du schon? Mit dem
AB 17 Arbeitsblatt **Mein Glücksbringer** kannst du dir auch deinen eigenen Glücksbringer basteln.«

Achtsamkeitsübung

»Und zum Schluss noch etwas ganz Wichtiges: Oft merken wir gar nicht, was mit uns los ist, und wir stellen einfach nur fest: ES GEHT UNS NICHT GUT!

Damit wir uns besser verstehen lernen, ist es wichtig, dass wir achtsam mit uns umgehen. Namo hat sich z. B. mal nur auf eine Bank gesetzt und den Wellen zugehört – er hat sich dann völlig auf sein Hören konzentriert. Genau das ist auch schon Achtsamkeit.

Denn in solchen Momenten kann man:

- Besser hören, was der Körper sagt.
- Schneller merken, wie man sich fühlt.
- Sich schneller beruhigen, wenn man aufgeregt ist.
- Die Dinge bewusster und schneller sehen, die sich gut anfühlen oder Freude machen.«

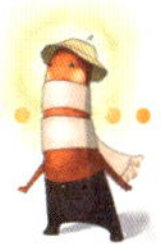

Zwanzigste Seefahrer-Erkenntnis

Achtsamkeit ist wichtig, um schneller wieder zur Ruhe zu kommen.

Leinen los

»Wow! Das waren ja alles spannende Erkenntnisse, die gar nicht so leicht zu gewinnen waren. Unsere Untersuchungen zu Namos Schulängsten haben viel Neues ans Tageslicht gebracht.

Wir haben eine ganz neue Sichtweise auf die Angst entwickelt!

Wir haben uns und die Angst, in die Schule zu gehen, viel besser kennengelernt.

Solltest du mal wieder in eine solche Situation kommen, kannst du mithilfe deines Logbuches jetzt besser damit umgehen – da bin ich mir ganz sicher. AB 18 Auch das Arbeitsblatt **Gut vorbereitet** kann dir dabei helfen, Situationen in Zukunft gut zu meistern.

Denk' daran: Du hast schon ganz anderes geschafft! 😊

AB 19 Als Belohnung bekommst du nun **Die große Kapitäns-Urkunde** verliehen. Schau', was du alles gelernt hast!

DEN KOMPASS AUSRICHTEN

III Ressourcen für die therapeutische Praxis: Wissen, Interventionen, Materialien

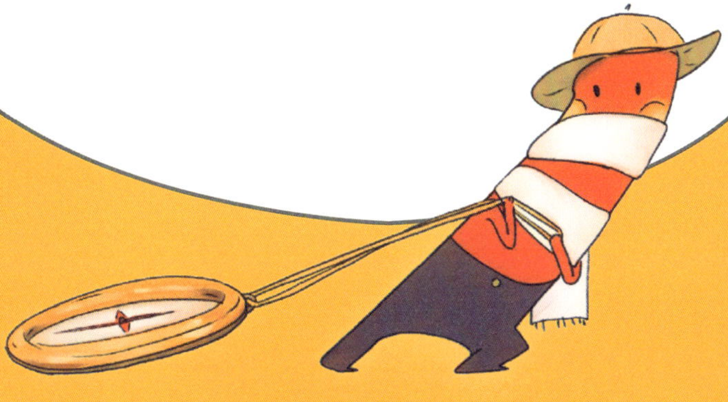

1 Allgemeines zur Arbeit mit dem Buch und der Geschichte

Das Kinderfachbuch eignet sich vor allem für Kinder im Grundschulalter, kann jedoch auch zu Beginn der weiterführenden Schule eingesetzt werden. Besonders empfehlenswert ist es für Kinder, die bereits erste Anzeichen von schulbezogenen Ängsten oder Vermeidungsverhalten / Schulabsentismus zeigen, aber auch zur Prävention in frühen Therapiephasen oder im schulpsychologischen Setting. Die kindgerechte Gestaltung, die bildhaften Darstellungen und die leicht verständlichen Arbeitsblätter ermöglichen einen niederschwelligen Zugang zu den Themen Schulangst, Mut finden und Ressourcen stärken.

Inhaltlich werden Problemfelder und Phänomene wie Schulangst sowie Bewältigungsstrategien bearbeitet. Die Geschichte zeigt, wie sich schulbezogene Ängste entwickeln und aufrechterhalten können, und fördert zugleich das Verständnis dafür, wie Gedanken, Gefühle und Verhalten zusammenhängen. Mithilfe der begleitenden Übungen und Reflexionsaufgaben lernen die Kinder funktionalere Strategien im Umgang mit der Angst kennen.

Bei der therapeutischen Arbeit mit dem Buch ist zu beachten, dass die Geschichte und die Materialien vorrangig für den Grundschulbereich sowie den Schulübergang in die weiterführende Schule konzipiert wurden. Die anschaulichen Arbeitsblätter und die kindlich gestaltete Geschichte sprechen insbesondere Kinder an. Dennoch lassen sich die therapeutischen Anweisungen und Gesprächsimpulse auch gut auf Jugendliche übertragen, sofern sie altersangemessen adaptiert werden. Wichtig ist eine sorgfältige Auswahl und Anpassung der Materialien an den Entwicklungsstand und die emotionale Belastung des Kindes. Die gemeinsame Bearbeitung der Geschichte sollte stets durch eine validierende Begleitung und ausreichend Raum für eigene Erlebnisse und Gefühle ergänzt werden.

2 Hintergrundwissen zu Schulängsten

Die Kindergeschichte handelt von Namo, der nach einem peinlichen Moment in der Schule ein ausgeprägtes ängstliches Schulvermeidungsverhalten zeigt. Namo erfährt in einem Abenteuer, das auf einem alten Schiffswrack beginnt, wie ein Kapitän seine Ängste überwindet. Während er dessen Tagebuch liest, lernt Namo, wie man mit Ängsten funktional umgeht, und überträgt dieses neue Wissen auf seine Schulangst.

Alle Menschen begegnen entwicklungstypischen Ängsten während ihres gesamten Lebens, doch wie entstehen Ängste und ab wann werden Ängste zu einem Problem? Allen Ängsten ist gemein, dass sie durch die emotionale Bewertung des Gehirns entstehen, vorrangig in der Amygdala. Die Konditionierung auf spezifische angstauslösende Reize, die in diesem Teil des limbischen Systems verarbeitet werden, führt zu vielfältigen Reaktionen auf motorischer und körperlicher Ebene. Typische körperliche Symptome in angstauslösenden Situationen sind Schweißausbrüche, Herzrasen, Schwindel oder Zittern. Diese entstehen durch die Aktivierung des sympathischen Nervensystems, das den Körper auf Flucht, Kampf oder Erstarren vorbereitet.

Wenn Kinder und Jugendliche dysfunktional auf Angst reagieren, etwa durch das Vermeiden angstauslösender Situationen, kann das zu einer ungünstigen Konditionierung führen: Das Gehirn verknüpft die starke Reaktion des sympathischen Nervensystems mit der spezifischen angstauslösenden Situation. Die körperlichen Reaktionen lassen zwar nach, sobald die Situation verlassen wird, doch das Gehirn lernt: »Nur durch das Verlassen der Situation kann die Alarmreaktion beendet werden.« Die Amygdala verstärkt dadurch die Assoziation zwischen Angstreiz und Aktivierung des sympathischen Nervensystems, was bei ähnlichen zukünftigen Situationen zu einer noch stärkeren Reaktion führen kann.

Um die unangenehm empfundenen körperlichen Reaktionen nicht aushalten zu müssen, neigen Kinder, Jugendliche und Erwachsene häufig dazu, angstbesetzte Situationen zu meiden. Vermeidung verhindert das Erlernen eines funktionalen Umgangs mit Angst, wodurch sich die Angst langfristig verstärken und manifestieren kann. Daher ist es entscheidend, mit Kindern und Jugendlichen Strategien zu entwickeln, um konstruktiv mit Ängsten umzugehen. Ziel ist es, die Vermeidung zu überwinden und die Partizipation am Alltag nicht zu gefährden.

2.1 Schulangst und Schulabsentismus

Die Begriffe »Schulangst« und »Schulabsentismus« werden häufig synonym verwendet. Der Begriff »Schulangst« beschreibt eine psychische Belastung, bei der Kinder oder Jugendliche über Angst vor dem Schulbesuch berichten. Diese Ängste können sich bspw.

auf Klassenarbeiten oder soziale Situationen im schulischen Kontext beziehen. Die betroffenen Kinder beschreiben Gefühle von Furcht und / oder Vermeidung, häufig in Verbindung mit körperlichen Beschwerden. Typische körperliche Symptome sind z. B. Bauch- oder Kopfschmerzen vor dem Unterricht, Schlafprobleme oder weitere körperliche Symptome. Es kann zu sozialen Ängsten, Prüfungsangst oder Angst vor Mobbing kommen. Weitere Folgen von Schulangst können Fehlzeiten sein. Schulangst ist jedoch primär ein emotional-kognitiv-physiologisches Phänomen, das sich auf die Einstellung zum Schulbesuch und die damit verbundenen Ängste bezieht. Schulangst muss dabei nicht unbedingt eine spezifische Phobie darstellen. Viele Kinder empfinden temporär Angst vor schulspezifischen Phänomenen, ohne dass dies eine klinisch relevante Phobie darstellt. Wird die Angst als anhaltend, intensiv und funktional einschränkend erlebt oder beobachtet, sodass das Kind die Schule regelmäßig meidet, kann von einer »situationsgebundenen spezifischen Phobie »Schule« gesprochen werden« (Ihle et al., 2003).

Schulabsentismus bezeichnet hingegen jegliches wiederholte oder systematische Fernbleiben vom Unterricht trotz Anwesenheitspflicht, unabhängig von den individuellen Ursachen (vgl. Reissner et al., 2025). Das Spektrum reicht von gelegentlichem Schwänzen über häufige Fehlstunden bis hin zur lang anhaltenden Verweigerung oder Vermeidung. Wichtig ist dabei, dass beim Schulabsentismus nicht zwingend Angst oder eine psychische Erkrankung die primäre Ursache sein muss: Fehlzeiten können z. B. durch mangelnde Motivation, sozioökonomische Faktoren, familiäre Belastungen oder schulische Überforderung entstehen.

In der nachfolgenden Tabelle erfolgt eine übersichtliche Abgrenzung von Schulangst, spezifischer Phobie und Schulabsentismus.

Tabelle 1 Unterschiede zwischen Schulangst, spezifischer Phobie und Schulabsentismus (nach Ihle et al., 2003; Dilling et al., 2025)

Merkmal	Schulangst	Spezifische Phobie	Schulabsentismus
Definition	Emotionale und körperliche Reaktionen auf Schule oder schulische Situationen	Intensive, übermäßige Angst vor einem spezifischen Objekt oder einer Situation, die zu deutlicher Beeinträchtigung führt	Wiederholtes oder anhaltendes Fernbleiben vom Unterricht trotz Anwesenheitspflicht
Dauer	Variabel, oft situationsabhängig	Mindestens 6 Monate	Variabel, kurzfristig bis langfristig möglich
Auslöser	Entsprechende angstbesetzte Phänomene, bspw. Klassenarbeiten, soziale Interaktionen	Spezifisches Objekt	Vielfältig, bspw. Angst, mangelnde Motivation, soziale oder familiäre Faktoren

Merkmal	Schulangst	Spezifische Phobie	Schulabsentismus
Symptome	Angst, Vermeidung, körperliche Beschwerden	Intensive Angst, starke körperliche Symptome und Reaktionen	Fehlzeiten, Schulverweigerung, ggf. körperliche Beschwerden
Primärer Fokus	Emotional-kognitiv-physiologisch	Emotional-kognitiv-physiologisch, klinisch relevant	Verhalten: Fernbleiben
Beziehung zueinander	Kann Ursache für Absentismus sein, kann sich zu spezifischer Phobie entwickeln	Kann eine Form von Schulangst sein, wenn die Phobie schulbezogen ist	Kann durch Schulangst oder Phobie verursacht werden
Interventionen	Pädagogische Unterstützung, kognitive Strategien, Verhaltenstraining	Psychotherapie, ggf. Expositionstherapie, ggf. medikamentöse Unterstützung	Schulische Maßnahmen, soziale Unterstützung, ggf. therapeutische Unterstützung

Aus der Tabelle wird deutlich, wie eng die Begriffe Schulangst und Schulabsentismus miteinander verknüpft sind. Hier in der Geschichte steht die Schulangst im Vordergrund, die Angst, die bei dem Protagonisten Namo schließlich in Schulabsentismus mündet. Ein solcher Verlauf ist im schulischen Alltag häufig zu beobachten: Aus anhaltender Angst vor der Schule oder bestimmten Situationen entwickelt sich mit der Zeit ein zunehmendes Vermeidungsverhalten, das in längeren Fehlzeiten oder vollständigem Fernbleiben vom Unterricht enden kann.

Die Erfassung einer genauen Prävalenz von Schulabsentismus ist komplex. Je nach Untersuchungsstichprobe, verwendeter Definition und zugrunde liegender Perspektive variieren die Angaben deutlich. Häufig wird ein Bereich zwischen 5 und 10 % genannt (vgl. Reissner et al., 2025). Diese Unterschiede entstehen insbesondere dadurch, dass Fehlzeiten individuell unterschiedlich interpretiert werden können: Was die Schule als problematisches Fernbleiben interpretiert, kann aus Sicht der Eltern, der Kinder oder auch der Kinderärzt:innen durchaus nachvollziehbar erscheinen. Die Einschätzung, ob ein Fernbleiben als Symptom einer Belastung, als vorübergehende gesundheitliche Beeinträchtigung oder aber als Vermeidungsverhalten verstanden wird, beeinflusst maßgeblich, ob und wie das Fernbleiben statistisch erfasst wird.

Risikofaktoren für Schulabsentismus

In der Regel entstehen Schulangst und Schulabsentismus durch das Zusammenspiel verschiedener individueller, familiärer, schulischer und sozialer Risikofaktoren. In ihrer Meta-Analyse identifizierten Gubbels et al. (2019) zahlreiche Einflussbereiche, die mit erhöhter Schulabwesenheit verbunden sind.

Einflussbereiche, die mit erhöhter Schulabwesenheit korrelieren:
1. Individuelle Faktoren. Zu den individuellen Faktoren zählen bspw. eine negative Einstellung zur Schule, geringes schulisches Engagement, psychische Belastungen wie Depressionen oder Ängste sowie externalisierendes Verhalten wie Regelverstöße oder antisoziale Tendenzen. Auch körperliche Erkrankungen oder chronische körperliche Erkrankungen können dazu beitragen, dass Kinder häufiger fehlen.
2. Schulische Faktoren. Ein schlechtes Verhältnis zwischen Lehrer:innen und Schüler:innen, ein negatives Klassenklima oder unzureichende Unterstützung durch Lehrkräfte können die emotionale Bindung an die Schule schwächen und dadurch Schulvermeidung begünstigen.
3. Soziale Einflüsse. Auch soziale Einflüsse, wie bspw. Mobbing oder Ausgrenzung durch Gleichaltrige, spielen eine wichtige Rolle, da sie die Schule als belastenden Ort erscheinen lassen.
4. Familiäre Faktoren. Schließlich können sich auch familiäre Faktoren, wie bspw. ein geringes elterliches Engagement für schulische Belange, die Abwertung dieser, psychische Erkrankungen der Eltern, familiäre Konflikte oder die fehlende Unterstützung beim Lernen, risikofördernd auswirken.

Insgesamt zeigt sich, dass Schulangst und Schulabsentismus multifaktoriell bedingt sind und durch das Zusammenwirken verschiedener individueller und kontextueller Einflüsse entstehen (Gubbels et al., 2019).

Mikroanalyse der Schulangst am Beispiel von Namo
Zu Beginn der psychotherapeutischen Arbeit erfolgt in der Regel eine differenzierte Analyse der individuellen auslösenden Faktoren sowie der Entstehungs- und Aufrechterhaltungsprozesse der Symptome. Ziel ist es, gemeinsam mit dem Kind und den Bezugspersonen ein fundiertes Verständnis für die Ausgangssituation zu entwickeln und die therapeutische Vorgehensweise transparent zu gestalten. Besonders im Kontext von Schulangst und Schulabsentismus ist es entscheidend, die spezifischen Reize, körperlichen, emotionalen und kognitiven Reaktionen sowie die funktionalen Konsequenzen des Vermeidungsverhaltens systematisch zu erfassen.

Zur Verdeutlichung dieses Prozesses kann das SORCK-Modell nach Kanfer und Saslow (1969) herangezogen werden. Es beschreibt die Zusammenhänge von situativen Reizen (S), individuellen Organismusvariablen (O), Reaktionen (R), Konsequenzen (C) und Kontingenzen (K) und bietet eine strukturierte Orientierung für die Analyse des Problemverhaltens.

Am Beispiel des Protagonisten aus der Geschichte, Namo, lässt sich sehr gut aufzeigen, wie Schulangst und Schulabsentismus entstehen und aufrechterhalten werden und wie gezielte therapeutische Interventionen im Rahmen der psychotherapeutischen Arbeit darauf aufbauen können.

Welcher Reiz löst das Verhalten / die Angst aus? (S)
Namo steht vor der Klasse, verschreibt sich und wird dafür ausgelacht. Diese Situation stellt die Ausgangssituation dar. Auch die Situation des Vortrags kann als auslösend für die Angst und somit für die Vermeidung des Schulbesuchs gesehen werden.

Welche biologischen und psychischen Eigenschaften besitzt die Person? (O)
In der Geschichte wird nicht explizit auf die prädisponierenden Faktoren eingegangen. Wir können hier lediglich Vermutungen anstellen. Namo scheint ein eher ängstliches Temperament zu besitzen. Möglicherweise liegt eine genetische Disposition durch die Kindesmutter vor (sie geht zunächst liebevoll auf die somatischen Beschwerden ein, da sie diese aus ihrer eigenen Entwicklungsgeschichte kennt).

In einem ausführlichen Anamnesegespräch können Sie die biologischen und psychischen Eigenschaften sowie genetische Dispositionen Ihrer Patient:innen erfragen.

Mögliche Fragen, die Sie den Eltern des Kindes in der Anamnese stellen können, sind:

- Wie würden Sie das Temperament Ihres Kindes beschreiben? (z. B. eher ängstlich, impulsiv, sensibel)
- Wie reagiert Ihr Kind auf neue, ungewohnte Situationen?
- Wie leicht lässt sich Ihr Kind beruhigen, wenn es aufgeregt oder ängstlich ist?
- Wie geht Ihr Kind mit Stress um? Gibt es Dinge, die Ihr Kind beruhigen?
- Wie geht Ihr Kind mit Lob um?
- Spricht Ihr Kind die eigene Angst an?
- Was hilft Ihrem Kind im Umgang mit seiner Angst?
- Wann ist die Symptomatik besser bzw. schlechter?
- Welche Ängste kennen Sie aus Ihrer eigenen Biografie?
- Wie sind Sie mit Ihren Ängsten als Kind umgegangen?
- Wie gehen Sie heute mit Ihren Ängsten um?

Wie reagiert der Körper auf den Reiz? (R)
An dieser Stelle kann die Reaktion bei Namo auf vier Ebenen beschrieben werden.
1. Motorisch: Namo fängt an zu zittern und seine Muskeln spannen sich an.
2. Physiologisch: Durch die Aktivierung des Sympathikus bekommt Namo Bauch- und Kopfschmerzen und hat das Gefühl, dringend seine Blase entleeren zu müssen und weniger gut nachdenken zu können.
3. Kognitiv: Namo entwickelt Sorgengedanken (»Alle lachen und reden über mich«).
4. Emotional: Namo bekommt Angst.

Anhand dieser Deklaration der Reize kann bereits im therapeutischen Prozess eine Entlastung erfolgen. Es wird sichtbar, dass sich die unterschiedlichen Reaktionen zum einen gegenseitig bedingen und zum anderen vollkommen normal sind. Besonders somatische Reaktionen auf Ängste, wie bspw. Bauch- oder Kopfschmerzen, aber auch stärkere psychologische Reaktionen, die durch die Aktivierung des Sympathikus bedingt sind, wie Herzrasen, Schwindel oder Übelkeit, können erklärt werden und werden somit als weniger bedrohlich angesehen. Im therapeutischen Kontext können die negativ erlebten körperlichen Reaktionen umgedeutet werden: »Dein Körper zeigt dir, dass er wunderbar funktioniert und gut auf dich achtet, auch wenn es sich unangenehm anfühlt!«

Welche Auswirkungen haben diese Reaktionen? (C)

An dieser Stelle werden die Konsequenzen im Sinne der operanten Konditionierung beschrieben. Es können positive und negative Konsequenzen kurz- und langfristig entstehen. Anhand einer Vier-Felder-Tafel werden die Konsequenzen von Namos Vermeidungsverhalten (der Schule fernbleiben) im Folgenden beispielhaft aufgezeigt:

Tabelle 2 Auswirkungen von Namos Reaktionen, Analyse nach SORCK-Modell (vgl. Kanfer & Saslow, 1969)

Positive Konsequenz (C+)	**Wegfall von positiver Konsequenz (C+)**
Kurzfristig: ▶ Namo erlebt ein Gefühl der Entlastung und Erleichterung. ▶ Namo erhält zunächst liebevolle Zuwendung durch die Mutter. ▶ Namo kann zu Hause bleiben. Langfristig: ▶ »Schule vermeiden« kann sich durch wiederholte Entlastung chronifizieren und festigt sich als Bewältigungsmuster.	Kurzfristig: ▶ Namo sieht seine Freunde nicht. ▶ Er kann keine Erfolgserlebnisse in der Schule erleben. ▶ Seine Tagesstruktur wird unterbrochen. Langfristig: ▶ Selbstwirksamkeit kann nicht erfahren und aufgebaut werden. ▶ Namo könnte sich zunehmend sozial isoliert fühlen.
Negative Konsequenz (C-)	**Wegfall von negativer Konsequenz (C-)**
Kurzfristig: ▶ Namo bekommt eine Fehlstunde. ▶ Er muss den Vortrag nachholen. ▶ Er bekommt möglicherweise Ärger von seiner Mutter oder der Lehrperson. ▶ Gefühle von Scham oder Angst, »ertappt« zu werden, können sich einstellen. Langfristig: ▶ Namo kann bei weiterem Schulversäumnis schlechtere Noten bekommen oder auch sitzen bleiben. Dies kann sich langfristig negativ auf seine Schullaufbahn und die berufliche Entwicklung auswirken. ▶ Das negative Selbstbild »Ich schaffe das nicht« kann sich langfristig festigen. ▶ Risiko der Entwicklung weiterer Symptome (sozialer Rückzug, Depression etc.).	Kurzfristig: ▶ Namo muss die negativ empfundene Emotion Angst nicht länger aushalten. Langfristig: ▶ Namo lernt, dass das Vermeiden Angst reduziert. Das Lernmuster kann sich auf andere Ängste generalisieren.

In diesem Vier-Felder-Schema werden die aufrechterhaltenden Faktoren sichtbar. Im therapeutischen Setting kann hier bereits durch die Einsicht in die langfristig negativen Folgen sowie die Kurzfristigkeit der positiven Konsequenzen eine Compliance für die Arbeit aufgebaut werden.

Mögliche Faktoren, die Sie in der Anamnese mit den Eltern des Kindes erfragen können:

Positive Verstärkung (Belohnung)

- Was passiert zu Hause, wenn Ihr Kind nicht in die Schule geht?
- Wie verbringen Sie und Ihr Kind den Vormittag, wenn es zu Hause bleibt?
- Gibt es Dinge, die Ihr Kind dann besonders genießt?
- Wie reagieren Sie, wenn es Ihrem Kind morgens schlecht geht?

Negative Verstärkung:

- Was glaubt Ihr Kind, würde passieren, wenn es trotzdem in die Schule ginge?
- Gibt es bestimmte Situationen, Personen oder Anforderungen, die Ihr Kind vermeiden möchte?
- Wie reagiert Ihr Kind, wenn es an die Schule denkt oder über sie spricht?
- Welche unangenehmen Gefühle oder körperlichen Beschwerden verschwinden, sobald es nicht in die Schule muss?

Negative Konsequenz (Bestrafung):

- Wie reagieren Sie, wenn Ihr Kind sich weigert, in die Schule zu gehen? (z. B. Ärger, Druck, Diskussionen)
- Wie reagiert die Schule auf das Fehlen?
- Wie reagiert Ihr Kind wiederum auf die Reaktionen von außen?

Wegfall negativer Konsequenz (indirekte Bestrafung):

- Gibt es etwas, das Ihr Kind verliert, wenn es nicht zur Schule geht?
- Wie ist die Stimmung zu Hause an solchen Tagen? Bekommt Ihr Kind eher weniger Aufmerksamkeit oder Nähe?
- Wie reagiert Ihr Kind auf Ihre Enttäuschung oder Trauer wegen des Schulfehlens?
- Hat Ihr Kind den Eindruck, etwas zu verpassen, wenn es nicht zur Schule geht?
- Hat Ihr Kind ein Schamgefühl, wenn es nicht zur Schule geht?

Wie oft treten Reaktionen und Konsequenzen gemeinsam auf (Kontingenz)? (K)

Namo verspürt sofort ein Gefühl der Entlastung, wenn er den Schulbesuch vermeidet. Aufgrund der hohen Kontiguität dieser sofortigen positiven Konsequenz ist die Gefahr der Manifestation besonders hoch. Diese Gefahr kann an dieser Stelle herausgearbeitet werden, wodurch die Bereitschaft zu einer Verhaltensänderung wiederum gefördert werden kann.

2.2 Die Bedeutsamkeit des Schulbesuches für die Entwicklung

Der regelmäßige Schulbesuch spielt eine entscheidende Rolle für die gesamte Entwicklung eines Kindes. Schule stellt nicht nur einen Ort des Lernens dar, sondern auch einen zentralen Lebensraum, in dem Kinder vielfältige Erfahrungen sammeln, die weit über das reine Aneignen von Wissen hinausgehen. Hier lernen sie, sich in einer Gemeinschaft zurechtzufinden, Verantwortung zu übernehmen und mit Anforderungen umzugehen. Bleibt ein Kind über längere Zeit der Schule fern, kann das sowohl den schulischen Lernfortschritt als auch die soziale und emotionale Reifung erheblich beeinträchtigen.

Gerade in diesem Alter ist der regelmäßige Schulbesuch besonders bedeutsam, weil viele Entwicklungsbereiche noch in **sensiblen Phasen** liegen. In diesen Zeitfenstern reagiert das Gehirn besonders stark auf Erfahrungen, Lernen und soziale Interaktionen. Die neuronale Entwicklung in Kindheit und Jugend verläuft nicht gleichmäßig, sondern in Phasen erhöhter Plastizität, die als sensible Phasen bezeichnet werden. In diesen Zeitfenstern reagiert das Gehirn besonders stark auf Umwelteinflüsse und Lernerfahrungen, wodurch grundlegende Fähigkeiten wie Sprache, Motorik, emotionales Erleben oder soziale Kompetenzen nachhaltig geprägt werden. Während in der frühen Kindheit vor allem sensorische und sprachliche Netzwerke stark formbar sind, verlagern sich die Schwerpunkte in der späten Kindheit und Jugend zunehmend auf höhere kognitive Prozesse und die emotionale Selbstregulation.

Kognitive und schulische Entwicklung. Der Unterricht bildet die Grundlage für den weiteren Bildungsweg und damit auch für die spätere gesellschaftliche Teilhabe. Elementare Fähigkeiten wie Lesen, Schreiben und Rechnen werden benötigt, um sich in der Welt zu orientieren und selbstständig handeln zu können. Gerade in den ersten Schuljahren bestehen sogenannte **sensible Phasen des Lernens**, in denen sich neuronale Netzwerke für Sprachverstehen, Schriftsprachkompetenz und mathematisches Denken besonders schnell und effektiv entwickeln. Wird dieses Zeitfenster, bspw. durch häufiges Fehlen oder längere Abwesenheit, nicht ausreichend genutzt, fällt der Erwerb dieser Fähigkeiten später deutlich schwerer. Lernprozesse, die in dieser Entwicklungsphase mit Neugier und Leichtigkeit erfolgen, müssen später oft mühsam und unter höherer kognitiver Anstrengung nachgeholt werden. Dadurch können sich Lernlücken festigen, die langfristig schulische Leistungen und Teilhabechancen erschweren.

Soziale und emotionale Entwicklung. Neben dem Wissenserwerb fördert Schule die Entwicklung sozialer Kompetenzen, die im Erwachsenenleben unverzichtbar sind. Gerade im Grundschulalter und in der frühen Pubertät bestehen sensible Entwicklungsfenster für den Erwerb sozialer Fähigkeiten: Kinder und Jugendliche lernen, sich in Gruppen zu bewegen, Regeln zu akzeptieren und Konflikte auszutragen. Sie erfahren, was es bedeutet, Teil einer Gemeinschaft zu sein, Verantwortung zu übernehmen und Kompromisse einzugehen. Durch das tägliche Miteinander mit Gleichaltrigen entwickeln sie Empathie, Kommunikationsfähigkeit und soziale Sicherheit. Freundschaften, gemeinsame Erlebnisse und der Austausch mit anderen fördern die emotionale Stabilität und stärken das Selbstbild. Über Erfolge und Misserfolge in schulischen und sozialen Situationen lernen Kinder, mit Kritik umzugehen, Frustrationen auszuhalten und zu bewältigen sowie Selbstvertrauen zu entwickeln.

Entwicklung exekutiver Funktionen und Selbstwirksamkeit. Darüber hinaus gilt das Schulalter als sensible Aufbauphase der exekutiven Funktionen, also Aufmerksamkeitssteuerung, Impulskontrolle, Planung und wiederum Frustrationstoleranz. Durch die täglichen schulischen Anforderungen werden diese Fähigkeiten kontinuierlich trainiert. Eine längere Schulabwesenheit kann dazu führen, dass Kinder in ihrer Selbstregulationsfähigkeit zurückfallen und schulische Anforderungen als überfordernd erleben. Dies kann wiederum Ängste und Vermeidungsverhalten verstärken.

Der Schulbesuch spielt darüber hinaus eine zentrale Rolle für die Entwicklung von Motivation und Selbstwirksamkeit. Kinder erfahren im schulischen Kontext, dass Anstrengung zu Erfolg führen kann, was wesentlich für die Ausbildung von Lernmotivation und Zuversicht ist. Ein längerer Entzug dieses Entwicklungsraumes kann hingegen zu Hilflosigkeit, Ohnmachtsgefühlen oder der Überzeugung führen, Lernanforderungen grundsätzlich nicht bewältigen zu können.

Ein regelmäßiger Schulbesuch wirkt somit nicht nur bildungsbezogenen Risiken entgegen, sondern fördert auch psychische Stabilität und soziale Eingebundenheit. Umgekehrt kann anhaltender Schulabsentismus zu sozialer Isolation, verminderter Belastbarkeit und Angst in sozialen Situationen führen. Die Rückkehr in den schulischen Alltag und die Wiederherstellung einer positiven Einstellung gegenüber der Schule sind deshalb wesentliche Schritte, um Kindern wieder Struktur, Sicherheit und Perspektive zu vermitteln und somit ihre Entwicklung in allen Lebensbereichen zu unterstützen.

Regelmäßiger Schulbesuch und gelungene schulische Erfahrungen liefern Kindern nicht nur Struktur, Sicherheit und soziale Eingebundenheit, sondern bieten ihnen auch konkrete Verhaltensvorbilder. Indem sie beobachten, wie andere mit Herausforderungen umgehen oder positive Erfahrungen meistern, lernen sie neues Verhalten nicht nur aus eigener Erfahrung, sondern auch durch das Beobachten und Nachahmen anderer – ein Prinzip, das im Modelllernen eine zentrale Rolle spielt.

2.3 Die Bedeutung von Modelllernen

Kinder und Jugendliche erwerben nicht nur durch eigenes Ausprobieren (Lernen am Erfolg), durch die Kopplung neutraler Reize mit emotionalen Reaktionen (klassische Konditionierung) oder durch die Konsequenzen ihres Handelns (operante Konditionierung) neues Verhalten. Ein besonders zentraler Lernmechanismus erfolgt jedoch durch das Beobachten anderer. Albert Bandura beschreibt diesen Prozess als **Modelllernen** oder Beobachtungslernen (Bandura & Walters, 1961). Dabei beobachten Menschen, wie andere mit bestimmten Situationen umgehen, und übernehmen deren Verhaltensweisen, Denkweisen und Strategien – insbesondere dann, wenn das beobachtete Modell als kompetent, erfolgreich oder nachahmenswert wahrgenommen wird. Durch solche Lernprozesse können Kinder neue Handlungs- und Bewältigungsstrategien erwerben, ohne selbst in jeder Situation eigene Erfahrungen machen zu müssen.

Gerade im Kontext von Angstbewältigung zeigt sich Modelllernen als besonders wirksam. Wenn Kinder beobachten, dass jemand Angst empfindet, aber dennoch ruhig bleibt, sich der Situation stellt und sie erfolgreich meistert, stärkt das ihr Vertrauen in die eigene Bewältigungsfähigkeit. Bandura bezeichnet dies als **Selbstwirksamkeit**, also den Glauben, schwierige Situationen aus eigener Kraft beeinflussen und bewältigen zu können. Umgekehrt können Kinder aber auch Ängste durch das reine Beobachten erlernen. Wenn sie sehen, dass eine ihnen vertraute Person eine Angstreaktion zeigt, können sie diese durch das reine Beobachten übernehmen.

In Namos Geschichte übernimmt der alte Kapitän diese Modellrolle auf besonders anschauliche Weise: Er vermittelt, dass selbst erfahrene und mutige Menschen Angst kennen, sie aber als Signal verstehen, aufmerksam zu bleiben, ohne die Kontrolle zu verlieren bzw. sich der Angst hinzugeben. Indem der Kapitän offen über seine Gefühle spricht und gleichzeitig funktionale Strategien im Umgang mit Angst vorlebt, lernen die Kinder, dass Angst weder mit Schwäche noch Bedrohung gleichzusetzen ist. Sie erfahren, dass Mut nicht das Fernbleiben von Angst bedeutet, sondern sich der Angst zu stellen. Schritt für Schritt, mit positiven Gedanken und Selbstvertrauen. Auf diese Weise fungiert der Kapitän als positives emotionales Modell, das Kindern und Jugendlichen exemplarisch aufzeigt, wie sie ihren eigenen »inneren Kurs« trotz Sturm und Unsicherheit halten können.

Auch Sie als Therapeut:in übernehmen in der Behandlung die Rolle eines positiven Vorbilds. Kinder und Jugendliche beobachten, wie Ängste ruhig und kontrolliert benannt, reflektiert und systematisch angegangen werden. Sie erleben, wie Sie sich gemeinsam mit Ihnen Schritt für Schritt herausfordernden Situationen stellen und Bewältigungsstrategien einsetzen können. Dadurch erkennen sie, dass Angst normal, aber bewältigbar ist. Gleichzeitig unterstützen Sie als Therapeut:in die Umsetzung des Gelernten in der Praxis, geben Rückmeldung und verstärken den Erfolg. Durch dieses Vorgehen wird die Selbstwirksamkeit der Kinder nachhaltig gestärkt, und angstbewältigendes Verhalten systematisch gefördert.

3 Die therapeutische Arbeit mit dem Kind

Auf den folgenden Seiten finden Sie 21 Arbeitsblätter, zahlreiche Impulsfragen und weiterführende Informationen und Interventionen für Ihre therapeutische Arbeit mit den Kindern bzw. Jugendlichen und deren Bezugspersonen. Sie erfahren, wie Sie diese in der Praxis einsetzen können, um das Kind dabei zu unterstützen, sich mit seinen eigenen Ängsten funktional auseinanderzusetzen.

Die Arbeitsblätter befassen sich einerseits mit der grundlegenden Thematik der Schulangst. Andererseits finden Sie im Kindererklärteil 20 »Seefahrer-Erkenntnisse«, die jeweils durch einen blinkenden Leuchtturm hervorgehoben werden. Diese Erkenntnisse sollen Schlüsselmomente in der Therapie darstellen und können in einem eigenen »Logbuch« (**AB 1** »Mein Logbuch«) festgehalten werden. Unter Ihrer Anleitung können diese Erkenntnisse in eigenen Worten formuliert und während des gesamten Prozesses immer wieder reflektiert und aufgegriffen werden. Achten Sie auch darauf, die bereits erlernten Inhalte zu wiederholen, dies kann bspw. ein Ritual sein, wenn etwas Neues ins Logbuch eingetragen wird. Zu Beginn der Arbeit mit diesem Buch kann gemeinsam mit dem Kind ein individuelles Logbuch gestaltet werden. Über das kreative Arbeiten lässt sich Compliance spielerisch aufbauen.

AB 1 »Mein Logbuch«	
Material	Papier, Buntstifte, Schere Optional: Therapiemappe bereitlegen
Dauer	Ca. 30 Minuten für Option 1; ca. 10 Minuten für Option 2
Anleitung	Es gibt zwei unterschiedliche Optionen zum Gestalten des Logbuches: **1.** Falten Sie nach der abgebildeten Anleitung ein Blatt Papier, um ein Logbuch mit dem Kind zu erstellen. In diesem Logbuch kann das Kind alle Erkenntnisse eintragen, die es im Verlauf der Therapie gewinnt. Dabei ist zu beachten, dass Seite 1 als »Buchcover« für das Logbuch gestaltet werden kann. Auf den Seiten 2 bis 6 können die Erkenntnisse festgehalten werden. Auf jeweils einer Seite sollte dabei Platz für jeweils 2 bis 3 Erkenntnisse freigehalten werden. **2.** Stellen Sie eine Mappe bereit. Lassen Sie das Kind mithilfe der Vorlage auf dem Arbeitsblatt sein eigenes Deckblatt gestalten. In diese Mappe kann das Kind alle Arbeitsblätter und gesammelten Erkenntnisse einheften.

3.1 Stärken erforschen, das bin ich

In der Kinder- und Jugendlichenpsychotherapie spielt die Orientierung an den individuellen Stärken der Kinder und Jugendlichen eine bedeutsame Rolle. Stärken fungieren dabei nicht nur als Ressourcen, die das Selbstvertrauen fördern, sondern auch als ganz konkretes Werkzeug, um Angstsituationen funktional bewältigen zu können.

Anschaulich lässt sich dies am Beispiel des Kapitäns in der Geschichte aufzeigen: Indem er seine eigenen Fähigkeiten und bisherigen Erfolge erkennt und benennt, kann er in der angstbesetzten Situation auf diese Ressourcen kompetent zurückgreifen und handlungsfähig bleiben. Die Kinder und Jugendlichen können an diesem Vorbild lernen, dass Stärken nicht nur Eigenschaften sind, sondern Mittel zur Angstbewältigung.

Stärken können sich dabei auf unterschiedliche Phänomene beziehen:

Dazu zählen kognitive Stärken (z. B. Problemlösefähigkeiten, Organisationstalent, Konzentrationsfähigkeit), soziale Stärken (z. B. Empathie, Kommunikationsfähigkeit, Konfliktlösefähigkeit), emotionale Stärken (z. B. Selbstreflexion, Selbstwirksamkeit, Optimismus), praktische / motorische Fähigkeiten (z. B. Geschicklichkeit, handwerkliches Geschick, sportliche Fähigkeiten) oder auch Werte- und Motivationsstärken (z. B. Hilfsbereitschaft, Verantwortungsbewusstsein, Zielstrebigkeit).

Seine eigenen Stärken zu erforschen, stellt in der Psychotherapie häufig einen ersten wichtigen Baustein der therapeutischen Arbeit dar. Auf den nachfolgenden Seiten finden Sie unterschiedliche Zugänge zum Thema »Ressourcenorientierung«.

Neben der Ressourcenorientierung liegt ein weiterer Schwerpunkt auf dem Aufbau der Compliance, also der Motivation und Bereitschaft der Kinder, aktiv an der therapeutischen Arbeit mitzuwirken. Compliance umfasst dabei sowohl die Kooperationsbereitschaft, also dass die Kinder Aufgaben und Übungen mitmachen, als auch die innere Zustimmung – das Vertrauen, dass die Therapie sinnvoll ist und ihnen selbst hilft. Indem sie ihre eigenen Stärken entdecken und erleben, dass sie Einfluss auf Situationen haben, werden Selbstwirksamkeit und Engagement gefördert. Dies erleichtert die Zusammenarbeit und legt die Grundlage für erfolgreiche weitere Interventionen.

Wir haben im Kindererklärteil jeweils kleine **»Seefahrer-Erkenntnisse«** eingefügt, die den vorherigen Abschnitt kurz zusammenfassen. Diese kurzen Merksätze ermöglichen es Ihnen, das Gelernte im Logbuch zu notieren, dieses immer mal wieder zu wiederholen bzw. darauf zurückzugreifen. Die erste Seefahrer-Erkenntnis lautet: »Du bist nicht allein! Angst zu haben ist ganz normal. Selbst erfahrene Kapitäne können Angst haben.«

Gemeinsam mit dem Kind können Sie brainstormen: Welche Assoziationen kommen ihm oder ihr zum Thema Schule und Angst in den Sinn? Dabei wird erkundet, welche Gedanken das Kind äußert und welches Vorwissen bereits vorhanden ist. Wichtig ist auch zu beobachten, ob das Kind sich mit der Thematik identifizieren kann oder ob es diese vielleicht abwehrt. Über das Finden von Gemeinsamkeiten mit und Unterschieden zu Namo kann eine Motivation zur Mitarbeit (Compliance) aufgebaut werden. Alle Gedanken des Kindes werden gemeinsam aufgeschrieben, wobei die Haltung ergebnisoffen und interessiert bleiben sollte. Ziel der Übung ist es, über die Fragen und das Brainstorming die Erkenntnis **»Du bist nicht allein!«** zu erreichen und diese gemeinsam im Logbuch festzuhalten. Mögliche Impulsfragen könnten sein:

- »Kennst du Kinder, die wie Namo Angst haben?«
- »Kennst du solche Ängste von dir selbst?«
- »Wo siehst du Gemeinsamkeiten zwischen dir und Namo?«
- »Wo siehst du Unterschiede zwischen dir und Namo?«

Ziel des **AB 2** »Mein Seefahrts-Steckbrief« ist der weitere Aufbau von Compliance sowie Identifikation und Abgrenzung.

AB 2 »Mein Seefahrts-Steckbrief«	
Material	Buntstifte Optional: Lassen Sie das Kind ein Foto von sich mitbringen
Dauer	Ca. 15 Minuten
Anleitung	Erstellen Sie gemeinsam mit dem Kind einen Steckbrief. Achten Sie dabei darauf, auf die Ideen des Kindes validierend und aufmerksam einzugehen. Alle Aussagen der Kinder können ohne Bewertung durch Sie aufgeschrieben werden.
Impulsfragen	Auf dem AB vermerkt

Die Bewusstmachung vorhandener Ressourcen, die Reaktivierung bislang unbewusster Potenziale sowie die gezielte Erweiterung von Fähigkeiten stellen zentrale Elemente in der Behandlung psychischer Erkrankungen dar. Ressourcen fungieren dabei als Schutzfaktoren, welche die Entstehung, Ausprägung oder das erneute Auftreten psychischer Probleme abmildern können.

Die Aktivierung eigener Ressourcen kann bereits zu Beginn der Therapie ein entscheidender Schritt sein. Sie stärkt das Selbstvertrauen, macht Selbstwirksamkeit erfahrbar und reduziert Angstreaktionen, da das Nervensystem wieder ein Sicherheitsgefühl erfährt. Die Auseinandersetzung mit eigenen Ressourcen ermöglicht es, in belastenden Situationen auf vorhandene Fähigkeiten zurückzugreifen und funktionale Bewältigungsstrategien anzuwenden.

Ein anschauliches Beispiel liefert die Geschichte von Namo: Als er mithilfe des Fernrohrs entdeckt, was ihm an der Schule Freude bereitet (er also persönliche Ressourcen wahrnimmt), sinkt sein initiales Angstgefühl. Die zuvor stark negative Gedankenfokussierung wird erstmals aufgebrochen. **AB 3** »Meine Schätze« dient dazu, diesen Grundstein für die weitere therapeutische Arbeit mit Ihren Patient:innen zu legen.

Bei der Ressourcenaktivierung können verschiedene Arten von Ressourcen berücksichtigt werden, die bereits teilweise unter dem Abschnitt »Stärken erforschen, das bin ich« beschrieben wurden (kognitive, emotionale, soziale, praktische oder motivationale Stärken). Über diese personellen Ressourcen hinaus können auch materielle (z. B. Geld, Kleidung, Rückzugsorte, Spiel- und Freizeitmaterialien) und immaterielle (z. B. soziale Unterstützung, Anerkennung, Sicherheit, Geborgenheit) Ressourcen einbezogen werden.

Durch die Aktivierung dieser Ressourcen lassen sich mehrere therapeutische Ziele gleichzeitig erreichen: Der Beziehungsaufbau wird unterstützt, die Bereitschaft zur aktiven Mitarbeit gefördert und ein allgemeines Gefühl der Erleichterung geschaffen. Das Kind erlebt sich nicht länger nur als »Angst-Kind«, sondern erkennt seine vielfältigen

Stärken und Fähigkeiten, die es funktional einsetzen kann. Therapie wird damit zu mehr als Sprechen über negativ erlebte Gefühle oder dysfunktionale Denk- und Handlungsmuster. Es wird ein positiver Blick auf individuelle, positive Eigenschaften des Kindes gelegt.

AB 3 »Meine Schätze«	
Material	Stift
Dauer	Ca. 20 Minuten
Anleitung	Leiten Sie das Kind mithilfe der vorgegebenen Impulsfragen durch das Gespräch und achten Sie dabei auf eine ressourcenorientierte Sichtweise. Formulieren Sie automatische negative Gedanken des Kindes um, z. B.: ▶ »Ich bin gar nicht mutig, ich habe immer Angst, vor der Klasse etwas sagen zu müssen.« ▶ »Du traust dich also immer noch, in die Klasse zu gehen, obwohl du Angst hast. Das bedeutet echter Mut: nicht das Fernbleiben der Angst, sondern etwas trotz Angst zu machen.« Überlegen Sie anschließend mit dem Kind, in welchen Bereichen es stolz auf sich ist und was es gut kann.
Impulsfragen	▶ Wofür hast du zuletzt ein Lob bekommen? ▶ Was würde deine beste Freundin / dein bester Freund über dich sagen? ▶ Was macht dir Freude? ▶ Was fällt dir leicht? ▶ Wie kannst du dir etwas Gutes tun? ▶ Wie verbringst du am liebsten Zeit allein? ▶ Was hast du zuletzt Neues gelernt?
Weitere Interventionen zur Aktivierung von Ressourcen und Stärken	**1.** An dieser Stelle können die Bezugspersonen ebenfalls in den therapeutischen Prozess einbezogen werden. Sie können dem Familiensystem die Aufgabe stellen, ein »Ressourcen-ABC« (**AB 21**) zu erstellen, für das Kind oder auch für jedes Systemmitglied. Für die entsprechenden Buchstaben wird dabei eine entsprechende Ressource eingesetzt, bspw. A= aufmerksam, B= begeisterungsfähig oder C= clever. **2.** Ressourcen-Collage: Gestalten Sie gemeinsam mit dem Kind eine Collage aus Bildern, Symbolen oder Worten, welche die eigenen Stärken und Ressourcen darstellen. **3.** Ressourcenglas: Stellen Sie ein Glas, z. B. ein Einmachglas, bereit. Zu Beginn oder am Ende jeder Stunde können Sie auf Zetteln neu gefundene Ressourcen oder Stärken vermerken und diese in das Glas legen. Am Ende der Behandlung können die Kinder ihr gefülltes Glas mit nach Hause nehmen. **4.** An dieser Stelle kann ebenfalls das Spiel »Diamantenfabrik« (Erdmann et al., 2022) gespielt werden, um weitere Ressourcen herauszufinden.

3.2 Exploration der Angst

Die folgenden Arbeitsblätter geben den Kindern die Möglichkeit, sich gemeinsam mit Ihnen näher mit der eigenen Angst zu befassen.

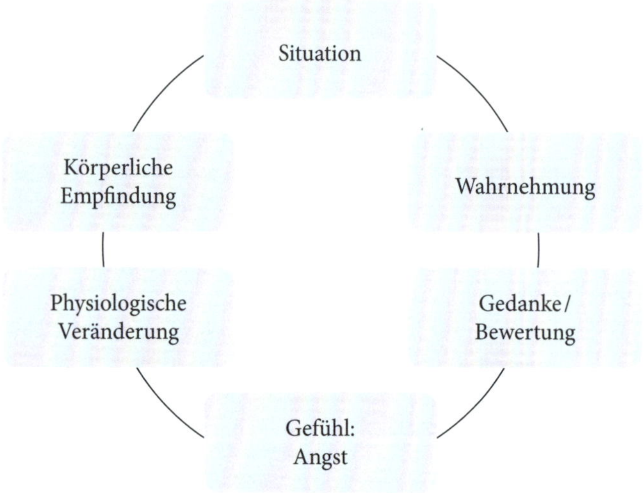

Abbildung 1 Teufelskreis der Angst nach Margraf & Schneider (1990)

Teufelskreis der Angst. Zur Einführung in das Thema Angst kann der Teufelskreis der Angst (Margraf & Schneider, 1990) als Modell herangezogen werden, um die Mechanismen der Angstentstehung und -aufrechterhaltung zu veranschaulichen. Im Rahmen der Psychoedukation bietet es sich an, den Kreislauf gemeinsam mit dem Kind zu besprechen und mit individuellen Beispielen zu konkretisieren.

Der Angstkreislauf beschreibt die dynamische Wechselwirkung zwischen Gedanken, Gefühlen, körperlichen Reaktionen und Verhalten und wie sich Angst in dem Zuge in einer bestimmten Situation verstärken und aufrechterhalten kann. Bei Schulangst beginnt dieser Prozess oft mit einer auslösenden Situation, z. B. dem Besuch der Schule oder einer bevorstehenden Leistungsüberprüfung (z. B. Referat, Klassenarbeit). Das Kind nimmt die Situation wahr und bewertet sie automatisch negativ (z. B. »Ich schaffe das nicht.«), wodurch ein Gefühl von Angst entsteht, das mit physiologischen Veränderungen wie Herzklopfen, Schwitzen oder Bauchschmerzen einhergeht. Diese wahrgenommenen körperlichen Empfindungen verstärken wiederum die negativen Gedanken und Bewertungen, sodass sich die Angst hochschaukelt. Vermeidungsverhalten (z. B. das Fernbleiben von der Schule) reduziert dann die Angst kurzfristig, trägt jedoch langfristig zur Aufrechterhaltung des Kreislaufs bei, da das Kind nie erlebt, dass es die Situation bewältigen kann.

Externalisierung der Angst. In der Psychotherapie dient die Externalisierung von Ängsten dazu, die Angst als ein von der eigenen Person getrenntes Phänomen zu betrachten. Kinder oder Jugendliche lernen, die Angst als etwas Äußeres und Beeinflussbares wahrzunehmen (»die Angst« statt »ich bin ängstlich«). Diese veränderte Perspektive reduziert die Selbstidentifikation mit der Angst und erleichtert es, funktionale Bewältigungsstrategien anzuwenden, Entscheidungen zu treffen und sich der Angst schrittweise zu stellen, ohne ein Gefühl von Ohnmacht oder Überforderung zu erleben.

AB 4 »Mein Angst-Phantombild«	
Material	Buntstifte
Dauer	Ca. 10–20 Min.
Anleitung	Zur Förderung der Externalisierung kann mit dem Kind zunächst ein emotionaler Zugang zur Angst geschaffen werden. Dies kann z. B. über eine angeleitete Fantasiereise erfolgen, in der das Kind der Angst an einem sicheren und ruhigen inneren Ort begegnet. Sie können auch ein Gespräch über die Angst führen, um einen Zugang zu dieser Aufgabe zu eröffnen. Überlegen Sie dann gemeinsam mit dem Kind, wie die Angst aussehen könnte. Durch diese Externalisierung soll einerseits ein neuer Zugang zur Arbeit mit der Angst geschaffen und andererseits die Furcht vor der Angst selbst genommen werden. Wir wollen der Angst wie einem alten Freund oder einer alten Freundin begegnen und sie durch diese Aufgabe mit Wohlwollen, Neugier und Interesse betrachten.
Impulsfragen	▶ Wie sieht deine Angst aus? ▶ Wie groß ist sie? ▶ Welche Farben hat sie? ▶ Hat sie eine menschen- oder eine tierähnliche Form? ▶ Trägt sie etwas bei sich? ▶ Hat sie einen Namen?
Alternatives Vorgehen	Mit Kindern, die nicht gerne malen, können Sie die Angst auch gestalten, bspw. mit Modelliermasse oder anderen Materialien.

Entstigmatisierung der Angst. Entstigmatisierung stellt in der psychotherapeutischen Arbeit mit Kindern und Jugendlichen einen zentralen Wirkfaktor dar. Durch eine klare, alters- und entwicklungsangemessene Psychoedukation werden Symptome entstigmatisiert und in nachvollziehbare biologische, emotionale und verhaltensbezogene Zusammenhänge eingeordnet. Dies reduziert Scham- und Schuldgefühle, fördert eine offene Haltung gegenüber dem therapeutischen Prozess und ermöglicht es den jungen Patient:innen, ihre eigenen Reaktionen besser zu verstehen und aktiv mitzugestalten. Gleichzeitig stärkt die Entlastung das Selbstwertgefühl und erleichtert die konstruktive Einbindung von Bezugspersonen und Schule – Bedingungen, die für die nachhaltige Umsetzung therapeutischer Interventionen wesentlich sind.

Durch das Gespräch darüber, dass jede und jeder Angst hat, wird deutlich, dass Angst nichts »Falsches« oder ein Zeichen für Schwäche ist, sondern ein normaler Bestandteil menschlichen Erlebens. Diese Normalisierung kann dazu beitragen, Scham- oder Minderwertigkeitsgefühle zu reduzieren und eine akzeptierende Haltung gegenüber der eigenen Angst zu fördern.

AB 5 »Jede und jeder hat Angst«	
Material	Stifte
Dauer	Ca. 15 Minuten
Anleitung	Überlegen Sie gemeinsam mit dem Kind, wovor die verschiedenen Personen der Schiffsmannschaft vielleicht Angst haben könnten. Schreiben Sie alle Vermutungen auf. Ergänzen Sie andere Personen, die das Kind kennt, und überlegen Sie, wovor diese Angst haben oder haben könnten.
Impulsfragen	▶ Welche Ängste haben deine Geschwister? ▶ Welche Ängste haben deine Eltern? ▶ Welche Ängste hat deine Lehrerin / dein Lehrer?
Weitere Intervention	Sie können mit dem Kind außerdem einen Interviewleitfaden erstellen, um Ängste im Umfeld sichtbar zu machen. Mögliche Fragen sind: ▶ Welche Angst hatte deine Mutter / dein Vater, als sie / er in deinem Alter war? ▶ Wie sind deine Eltern mit ihren Ängsten umgegangen? ▶ Was ist passiert, als sich deine Eltern ihren Ängsten gestellt haben? ▶ Was ist passiert, als deine Eltern ihre Ängste vermieden haben?

Die fünfte Seefahrer-Erkenntnis lautet: »Angst ist für jeden anders und bezieht sich immer auf bestimmte Situationen.« Reflektieren Sie gemeinsam mit dem Kind, was diese Aussage bedeutet, und tragen Sie die Gedanken direkt in das Logbuch ein. Dabei betrachten Sie die eigenen Erfahrungen und Empfindungen des Kindes und machen deutlich, dass Angst von Person zu Person unterschiedlich erlebt wird und die eigenen Gefühle ernst genommen werden.

Spezifische Ängste im Schulkontext. In der Schule können unterschiedliche Formen spezifischer Ängste entstehen. Dazu zählt vor allem die Prüfungsangst, also die anhaltende Befürchtung, bei Leistungsüberprüfungen zu scheitern oder den Erwartungen nicht gerecht zu werden.

Ebenso bedeutsam sind soziale Ängste, bspw. die Angst, vor der Klasse zu sprechen, ein Referat zu halten oder sich mündlich zu beteiligen. Im Mittelpunkt steht hier häufig die Sorge, sich zu blamieren oder von anderen negativ bewertet zu werden.

Darüber hinaus können situationsbezogene Ängste infolge negativer Erfahrungen auftreten. Wurde ein Kind etwa im Sportunterricht ausgelacht oder herabgesetzt, kann sich eine spezifische Angst vor genau diesem Fach oder ähnlichen Situationen entwickeln.

Angstfreie Momente bewusst wahrnehmen. Angstfreie Momente wahrzunehmen, ist ein zentraler Schritt in der Therapie. Bei Situationen wie Schulangst hilft die gezielte Wahrnehmung von Momenten ohne Angst dabei, die Erfahrung zu verankern, dass nicht alle Aspekte der Schule bedrohlich sind. Dies stärkt die Selbstwirksamkeit, erleichtert die Neubewertung von Angstsituationen und liefert Ansatzpunkte für weitere therapeutische Interventionen.

Die Kinder dürfen durch diese Übung erfahren, dass es auch Momente oder Situationen gibt, die nicht angstbesetzt sind. Diese Situationen können als Ressource für die weitere Arbeit dienen.

AB 6 »Ängste in der Schule«	
Material	Stifte
Dauer	Ca. 15 Minuten
Anleitung	Markieren Sie gemeinsam mit dem Kind Situationen im Schulgebäude, die es mit Ängsten verbindet, oder lassen Sie es eigene Erfahrungen unter das Schulgebäude zeichnen / schreiben. Welche dieser Ängste hat das Kind selbst und welche kennt es von anderen? Markieren Sie die Ängste in unterschiedlichen Farben. Anschließend können Sie angstfreie Stellen in oder unter das Schulgebäude zeichnen: schöne, sichere Orte in der Schule.
Weitere Intervention	Markieren Sie gemeinsam mit dem Kind Situationen im Schulgebäude, die es mit Ängsten verbindet, oder lassen Sie es eigene Erfahrungen unter das Schulgebäude zeichnen / schreiben. ▶ Welche dieser Ängste hat das Kind selbst und welche kennt es von anderen? Markieren Sie die Ängste in unterschiedlichen Farben. ▶ Anschließend können Sie angstfreie Stellen in oder unter das Schulgebäude zeichnen: schöne, sichere Orte in der Schule.

Die Angst, ein heimlicher Helfer an Bord. Die gezielte Abschwächung von Aversion und ein freundlicher Blick auf die als negativ empfundene Emotion Angst sind wichtige therapeutische Schritte. Widerstand oder Abwehr verstärken häufig die Angst, während eine akzeptierende Haltung es ermöglicht, das Gefühl zu beobachten, ohne von ihm überwältigt zu werden. So wird Angst als informative Reaktion wahrgenommen, die auf Bedürfnisse oder Grenzen hinweist, statt als Bedrohung. Dies reduziert Anspannung, erleichtert die Emotionsregulation und öffnet Raum für konstruktives Handeln.

AB 7 »Wovor will mich die Angst beschützen?«	
Material	Stifte
Dauer	Ca. 5–10 Minuten
Anleitung	Schauen Sie sich mit dem Kind das entstandene Bild der Angst (die Externalisierung) an und überlegen Sie gemeinsam: Wovor will dich deine Angst beschützen? Sollte das Kind bereits einige Ideen haben, können Sie diese frei um den Rettungsring herum aufschreiben. Sollte das Kind Schwierigkeiten haben, sich auf die Aufgabe einzulassen oder Ideen zu finden, können Sie zunächst gemeinsam frei brainstormen und schauen, wovor Schulängste allgemein schützen können. Anschließend können Sie gemeinsam ergründen, was davon auf die Angst des Kindes zutrifft. Das Kind kann die Ergebnisse um den Rettungsring herum aufschreiben oder -malen.
Impulsfragen	▶ Wofür ist es gut, dass die Angst gekommen ist? ▶ Was wäre passiert, wenn die Angst nicht gekommen wäre? ▶ Wenn die Angst sprechen könnte, was würde sie zu dir sagen?

Die sechste Seefahrer-Erkenntnis lautet: »Angst will dich beschützen.« Reflektieren Sie gemeinsam mit dem Kind, was diese Aussage bedeutet, und halten Sie die Gedanken direkt im Logbuch fest. Besprechen Sie, dass Angst eine natürliche Reaktion ist, die darauf hinweist, dass das Kind auf Gefahren oder Belastungen achten sollte, und dass Angst kein Feind ist, der einem Böses will.

3.3 Abbau von Vermeidungsverhalten

Vermeidung bezeichnet das bewusste oder unbewusste Meiden von Situationen, die Angst auslösen. Bei Schulangst kann das bspw. bedeuten, dass Kinder den Schulweg, Klassenarbeiten oder bestimmte Fächer meiden. Kurzfristig reduziert Vermeidung das Angstgefühl und wirkt somit negativ verstärkend. Langfristig verstärkt Vermeidung die Angst, da das Kind nie die Erfahrung macht, dass es die Situation bewältigen kann. Vermeidung trägt somit maßgeblich zur Aufrechterhaltung von Angststörungen bei und ist daher ein zentraler therapeutischer Ansatzpunkt. Durch das Aufdecken von Vermeidungsstrategien können diese kritisch hinterfragt und anschließend durch funktionalere Strategien ersetzt werden.

AB 8 »Meine Vermeidungskiste öffnen«	
Material	Stifte
Dauer	Ca. 5–10 Minuten
Anleitung	Überlegen Sie gemeinsam mit dem Kind, wie es angstbesetzte Situationen oder Themen vermeidet.
Impulsfragen	▶ Kennst du das auch, dass du dich manchmal einfach nicht mit deinen Ängsten beschäftigen möchtest? ▶ Was machst du dann? ▶ Was machst du, wenn du nicht zur Schule gehst? ▶ Wie geht es dir dann? ▶ Ist es schon einmal vorgekommen, dass es dir schlechter ging, als du eine Angst vermieden hast?

Die siebte Seefahrer-Erkenntnis lautet: »Ängste wollen gehört werden!« Kinder sollen verstehen, dass Angst nicht verdrängt oder bekämpft werden muss, sondern gesehen und ernst genommen werden darf. Diese Einsicht kann gemeinsam erarbeitet und dann im Logbuch festgehalten werden, um sie als persönliche Lernerfahrung zu sichern. Empfehlenswert ist, hier die »Wasserball-Metapher« einzuführen.

Wasserball-Metapher. Erklären Sie dem Kind: Stell dir vor, wir stehen bis zur Hüfte im Wasser. Um uns herum liegen Gummibälle auf der Wasseroberfläche. Einige der Bälle sind schwarz. Die schwarzen Bälle stehen für negative Gefühle oder Gedanken, mit denen wir uns nicht gerne auseinandersetzen. Stell dir vor, einer der doofen schwarzen Bälle kommt auf dich zu und du drückst ihn unter Wasser, weil du nichts mit ihm zu tun haben möchtest. Das funktioniert meist eine Weile ganz gut, bis der Ball dir ganz plötzlich »wegflutscht«, weil du einen Moment lang unaufmerksam warst. Was passiert dann? Der Ball springt nach oben, über die anderen bunten Bälle hinweg und macht uns dabei richtig nass. Genauso ist es auch mit negativen Gedanken und Gefühlen oder Situationen, die wir vermeiden, also wegdrücken. Für einen kurzen Moment sind wir erleichtert, langfristig fühlen wir uns aber meist gar nicht gut und die negativen Gefühle verstärken sich und ploppen nach oben, wie der schwarze Ball.

Die achte Seefahrer-Erkenntnis lautet: »Weil Menschen ihre Ängste nicht mögen, verdrängen sie diese lieber.« Nehmen Sie sich gemeinsam mit dem Kind ein paar Minuten Zeit, um diese Erkenntnis zu reflektieren, und halten Sie die Gedanken im Logbuch fest. Diskutieren Sie z. B.: »Kennst du das von anderen, dass sie ihrer Angst lieber aus dem Weg gehen?« So kann das Kind lernen, dass Vermeidung ein häufiges Verhalten ist, das kurzfristig entlastet, langfristig aber keine Lösung bietet.

Die neunte Seefahrer-Erkenntnis lautet: »Ich muss mich meiner Angst stellen, sonst geht sie nicht weg.« Reflektieren Sie gemeinsam mit dem Kind die bisher gewonnenen Erkenntnisse und leiten Sie daraus die neue Erkenntnis ab: Vermeidung bietet nur kurzfristige Entlastung; um Angst langfristig abzubauen, ist es notwendig, sich ihr zu stellen.

Halten Sie die Ergebnisse im Logbuch fest. Impulsfragen können sein: »Welche Strategien haben dir bisher geholfen, damit deine Angst langfristig kleiner wird?« oder »Welche neuen Strategien könnten für dich nützlich sein, damit deine Angst langfristig kleiner wird oder sogar verschwindet?«

Bedeutung des Übens in der Psychotherapie. Veränderung entsteht nicht allein durch Einsicht, sondern durch wiederholtes Erproben neuer Gedanken und Verhaltensweisen. Vermitteln Sie, dass Fortschritte Zeit und Ausdauer benötigen und dass Üben ein zentraler Bestandteil von Veränderungsprozessen ist. Das **AB 9** »Übung macht den Meister« greift dieses Prinzip auf. Das Kind soll erleben, dass viele Fähigkeiten und Aufgaben nur durch regelmäßiges Üben gelingen. Gleichzeitig wird die Selbstwirksamkeit gestärkt, wenn das Kind erkennt, dass es bereits vieles kann und dass es sich lohnt, dranzubleiben, auch wenn etwas nicht auf Anhieb klappt. Aus dieser Einsicht können Mut und Zuversicht für zukünftige Herausforderungen entstehen.

AB 9 »Übung macht den Meister«	
Material	Stifte
Dauer	Ca. 5–10 Minuten
Anleitung	Überlegen Sie gemeinsam mit dem Kind, welche Dinge es bereits gut kann und wobei es öfter bzw. länger üben musste. Tragen Sie diese anschließend auf das vorgesehene Arbeitsblatt ein.
Impulsfragen	▶ Kannst du schon Fahrrad fahren? ▶ Hast du ein Schwimmabzeichen? ▶ Kannst du schon das kleine Einmaleins? ▶ Kannst du dir die Schuhe binden? ▶ Kannst du ein Gedicht auswendig?

Die zehnte Seefahrer-Erkenntnis lautet: »Es braucht Zeit, Ruhe und Geduld.« Reflektieren Sie gemeinsam, was das Kind aus dieser Übung für sich mitnimmt. Danach kann die neue Erkenntnis in das Logbuch eingetragen werden und so daran erinnern, dass Veränderung Zeit und Übung bedarf.

Innerer sicherer Ort. Wie Sie wissen, ist der innere sichere Ort ein mentaler Imaginationsraum, der in belastenden oder angstauslösenden Situationen aufgerufen werden kann, um emotionale Stabilität und psychophysiologische Regulation zu fördern. Durch die gezielte Vorstellung von Sicherheit, Geborgenheit und Kontrolle wird das autonome Nervensystem beruhigt, was eine Reduktion von Angstreaktionen und Spannungszuständen ermöglicht. Dieser innere Rückzugsraum kann als Ressourcenquelle dienen, aus dem das Kind anschließend wieder gestärkt in die Auseinandersetzung mit belastenden Gefühlen oder Situationen treten kann.

Die hier vorgestellte Entspannungsübung soll Kindern und Jugendlichen dabei helfen, einen inneren sicheren Ort für ihre Gefühle zu finden, an dem sie Ruhe und Geborgenheit empfinden können. Die Übung ermöglicht es, körperliche Anspannung zu lösen und die eigenen Gefühle bewusst wahrzunehmen, ohne von ihnen überwältigt zu werden. So können Kinder Schritt für Schritt lernen, ihre Ängste zu bewältigen, Sicherheit zu spüren und Vertrauen in ihre eigenen Fähigkeiten zur Beruhigung und Selbstregulation zu entwickeln.

AB 10 »Mein sicherer Wohlfühl-Ort«	
Material	Stifte
Dauer	Ca. 25 Minuten
Anleitung	Leiten Sie eine Imaginationsübung zum sicheren Ort an oder erarbeiten Sie gemeinsam im Gespräch einen solchen sicheren Ort. Bitten Sie anschließend das Kind, seinen sicheren Ort aufzumalen. Besprechen Sie das Ergebnis nach und überlegen Sie gemeinsam, wie und wann das Kind das Imaginieren seines neuen sicheren Ortes am besten üben kann.
Impulsfragen	▶ Wo bist du? Drinnen oder draußen? In einer Höhle, auf einem Baum oder in deinem Zimmer? ▶ Was brauchst du, um dich dort sicher zu fühlen? Eine Decke, ein Licht, dein Lieblingskuscheltier? Musik? Ein Buch?
Weitere Intervention	Alternativ können Sie die unten beschriebene Traumreise durchführen. Diese eignet sich besonders bei akuten Ängsten oder Anspannungen, wenn ein Kind keinen Zugang über das Malen bekommt oder wenn ein mentaler Rückzugsort geschaffen werden soll.

Anleitung der Traumreise

Setze dich bequem hin oder lege dich hin.

Schließe langsam deine Augen.

Atme tief ein … und wieder aus. Noch einmal einatmen … und ausatmen.

Spüre, wie dein Körper den Stuhl oder die Matte berührt.

Spüre deine Füße auf dem Boden und deine Hände auf den Beinen.

Mit jedem Atemzug wirst du ruhiger und entspannter.

Stelle dir nun vor, du bist der Kapitän auf einem Schiff, das gerade in einen sicheren Hafen segelt.

Dieser Hafen ist ein Ort, an dem du dich wohl, sicher und geborgen fühlst. Vielleicht ist es ein Strand, ein Baumhaus, eine Wolke oder ein gemütliches Zimmer – du entscheidest.

Schau dich um: Welche Farben, Geräusche oder Gerüche nimmst du wahr?

Hier hast du Zeit, Ruhe und Geduld. Alles darf so sein, wie es ist.

Stell dir vor, der Kapitän sitzt neben dir. Er spürt Mut, weil er weiß, dass er sein Schiff steuern kann, auch wenn die See manchmal stürmisch ist. Du spürst diesen Mut jetzt auch in dir.

Dein Herz wird ruhig, dein Atem gleichmäßig und du merkst, dass du schwierige Situationen meistern kannst, Schritt für Schritt, ganz langsam und mit viel Übung.

Was brauchst du an diesem sicheren Ort? Vielleicht ein Kissen, ein Lieblingsspielzeug oder einfach einen Platz, um dich hinzusetzen. Alles, was du brauchst, ist da.

Atme tief ein … und aus …

Du bist geschützt, wie der Kapitän in seinem sicheren Hafen, und darfst dich entspannen und neue Kraft sammeln.

Wenn Gedanken oder Ängste auftauchen, dann stell dir vor, dass sie wie Wolken am Himmel vorbeiziehen. Du beobachtest sie, aber du lässt sie ziehen.

Langsam ist es Zeit, zurückzukommen.

Bewege sanft deine Finger und deine Zehen.

Spüre den Boden unter deinen Füßen, den Stuhl oder die Matte unter deinem Körper.

Atme noch einmal tief ein … und aus …

Und wenn du bereit bist, öffne langsam deine Augen.

Du fühlst dich ruhig, sicher und bereit, den Tag oder die nächste Aufgabe anzugehen.

3.4 Kognitive Umstrukturierung im therapeutischen Prozess

In diesem Kapitel liegt der Fokus auf der kognitiven Umstrukturierung. Diese kann Kinder dabei unterstützen, ängstliche oder belastende Gedanken bewusst wahrzunehmen, zu hinterfragen und zu verändern. Oft entstehen Schulängste durch automatische Gedanken und Bewertungen, wie z. B.: »Ich schaffe das nicht.« oder »Alle lachen über mich.« Durch die kognitive Umstrukturierung lernen Kinder, diese Gedanken zu überprüfen und durch realistischere, hilfreichere Gedanken zu ersetzen. Dieser Prozess beeinflusst nicht nur die gedankliche Ebene selbst, sondern wirkt sich (über die Veränderung der Kognitionen) auch auf das emotionale Erleben sowie auf das beobachtbare Verhalten aus.

Soll ich alles glauben, was ich denke?

Wie der Kapitän aus der begleitenden therapeutischen Geschichte, der trotz seiner Ängste Mut findet, können auch Kinder erkennen, dass sie die Fähigkeiten und Ressourcen besitzen, um Herausforderungen zu meistern. Indem sie lernen, ihre Gedanken aktiv zu beeinflussen, erleben sie im schulischen Alltag zunehmend Sicherheit und Kontrolle, während angstauslösende Schulsituationen weniger bedrohlich erscheinen.

Um den Veränderungsprozess für die Kinder sichtbar und erlebbar zu machen, eignet sich ein spielerischer, bildbasierter Zugang. Viele Kinder nehmen zunächst gar nicht bewusst wahr, wie sehr sich ihre Angst bereits verändert hat. Hier kann das **AB 11** »Finde die Unterschiede« sehr gut eingesetzt werden.

AB 11 »Finde die Unterschiede«	
Material	Stifte
Dauer	Ca. 5–10 Minuten
Anleitung	Lassen Sie das Kind die vier Unterschiede zwischen den zwei Bildern finden. Sprechen Sie über die Veränderungen und den neuen Blickwinkel auf die Angst.
Impulsfragen	▶ Erinnere dich an den Beginn der Behandlung und an heute: Hast du einen neuen Blick auf deine Ängste bekommen? ▶ Was hat sich bei dir verändert? ▶ Welche Unterschiede sind dir aufgefallen?
Weitere Intervention	Weiterführende Impulsfragen zur kognitiven Umstrukturierung: ▶ Soll ich alles glauben, was ich denke? ▶ Was soll das wohl bedeuten? ▶ Hast du schon einmal etwas gedacht, was du später nicht mehr glauben konntest? Beispiele: ▶ Hausaufgaben: »Das schaffe ich niemals.« ▶ Unfreundlicher Blick eines Kindes: »Der mag mich bestimmt nicht.« ▶ Klassenarbeit: »Ich habe bestimmt eine 6.« ▶ Einschlafen: »Da ist bestimmt ein Monster.«

Angstskala. Ein zentraler Bestandteil in der Behandlung von Ängsten ist die regelmäßige Einschätzung der eigenen Angstintensität. Eine **Angstskala von 0 bis 10** stellt dafür ein einfaches und zugleich sehr wirkungsvolles Instrument dar. Besonders hilfreich ist sie, wenn Kinder ihre Gefühle schwer in Worte fassen können oder dazu neigen, Angst nur als »ganz schlimm« oder »gar nicht schlimm« zu beschreiben. Durch die Einordnung auf einer Skala lernen sie, feine Abstufungen ihres Erlebens wahrzunehmen. Dies fördert nicht nur die Selbstwahrnehmung, sondern macht auch Veränderungen im Therapieverlauf sichtbar. Außerdem ermöglicht das Skalieren eine differenzierte Betrachtung schulbezogener Ängste – z. B. vor bestimmten Fächern, Lehrkräften, Situationen wie Referaten oder der morgendlichen Ankunft auf dem Schulhof.

AB 12 »Die Skalierungslinie«	
Material	Stifte, Schere, ggf. Papier
Dauer	Ca. 5–10 Minuten
Anleitung	Lassen Sie das Kind entlang der gestrichelten Linie neben dem aufgemalten Skalierungs-Seil schneiden. Lassen Sie es anschließend das kleine Rechteck ausschneiden oder verwenden Sie einen kleinen Zettel. Mithilfe der Faltanleitung entsteht ein Marker, der sich auf der Skalierungslinie hin- und herbewegen lässt. Das Kind kann das Seil darüber hinaus farblich gestalten, bspw. von hellgrün (0), über gelb, orange hin zu dunkelrot (10).
Impulsfragen	Überlegen Sie gemeinsam mit dem Kind: **1.** Welche Angst wollen wir uns anschauen? **2.** Wovor will die Angst dich warnen? **3.** Wie wahrscheinlich ist es, dass das eintritt, wovor die Angst uns warnen will (0–10)? Beispiel: **1.** Angst, während eines Vortrags ausgelacht zu werden **2.** Die Angst möchte mich davor warnen, dass mich alle Kinder auslachen und auch nach der Stunde noch über mich reden und lachen werden. Angst davor, im Nachhinein ausgeschlossen zu werden. **3.** Es hat schon einmal jemand während eines Vortrags eines anderen Kindes gelacht. Aber kein Kind wurde wegen eines Fehlers langfristig ausgelacht oder ausgeschlossen. Also liegt die Wahrscheinlichkeit vielleicht bei »3«.

Die vierzehnte Seefahrer-Erkenntnis lautet: »Manchmal fühlt es sich schlimmer an, als es tatsächlich sein wird.« Reflektieren Sie gemeinsam mit dem Kind, wie hoch das Angstgefühl anfangs war und wie es sich danach anfühlt. Gibt es eine Veränderung in der Wahrnehmung der eigenen Angst? Oft erleben Kinder, dass das Gefühl im Moment intensiver wirkt, als es eigentlich ist, wenn sie die Situation objektiv betrachten.

Halten Sie die gewonnenen Erkenntnisse anschließend gemeinsam im Logbuch des Kindes fest. Impulsfragen wie z. B.: »Wie stark war die Angst vorher?« oder »Fühlte sich die Situation danach anders an?« können dabei helfen, die Reflexion zu strukturieren und das Kind darin unterstützen, die eigenen Erfahrungen bewusst wahrzunehmen.

Der Realitätscheck. Die verhaltenstherapeutische Methode des **Realitätschecks** kann Kindern helfen, ihre angstauslösenden Gedanken auf deren Objektivität und Wahrscheinlichkeit zu überprüfen. Dabei sollen sie lernen, zwischen realen Gefahren und übertriebenen oder irrationalen Befürchtungen zu unterscheiden. Diese Technik führt in der Regel zur Reduktion der Angstintensität, Stärkung der Selbstkontrolle und Erleichterung des Umgangs mit belastenden Situationen. Mit **AB 13** »Gedanken abwägen« können Sie gemeinsam mit dem Kind die Methode des Realitätschecks erarbeiten.

AB 13 »Gedanken abwägen«	
Material	Stifte
Dauer	Ca. 5–10 Minuten
Anleitung	Sprechen Sie gemeinsam mit dem Kind über die abgebildeten Beispiele. Überlegen Sie zusammen weitere Beispiele: Für welchen automatischen, negativen Gedanken gibt es auf der Waage ein mögliches Gegengewicht bzw. einen zu überprüfenden Gedanken? Prüfen Sie dann gemeinsam mit dem Kind die automatischen Gedanken, indem Sie z. B. fragen: »Stimmt das wirklich?« oder »Gibt es dafür Beweise?« Das Kind kann sich überlegen, was dafür und was dagegen spricht, und dann schauen, ob sein Gedanke wirklich richtig oder eher übertrieben ist.
Impulsfragen	Weitere Gedanken, die Sie gemeinsam überprüfen können: ▶ Werden dich wirklich ALLE auslachen? ▶ Ist wirklich noch niemandem ein Fehler passiert? ▶ Gibt es an der Schule wirklich nur Schlechtes? ▶ Wird die Lehrerin dich wegen dieses einen Fehlers wirklich schlechter bewerten?
Weitere Intervention	**Gedanken-Stopp:** Beim Gedanken-Stopp lernen Kinder, störende, aufdringliche oder ängstigende Gedanken bewusst zu unterbrechen. Wenn ein unangenehmer Gedanke auftaucht, sagen sie entweder innerlich oder laut »Stopp!« und lenken ihre Aufmerksamkeit auf etwas anderes, z. B. auf eine beruhigende Übung oder ein positives Bild. So können Kinder lernen, dass sie nicht alles glauben müssen, was ihnen ihr Kopf gerade sagt, und dass sie sich besser auf schöne oder hilfreiche Dinge konzentrieren können.

Dichotomes Denken erkennen und auflösen

Kinder lernen, starre »Alles-oder-Nichts«-Gedanken, wie bspw.: »Wenn ich einen Fehler mache, habe ich komplett versagt«, zu identifizieren. Dies ist eine wichtige Fertigkeit, weil dichotome Gedanken häufig Ängste, Druck oder Leistungsstress verstärken können. Im Rahmen der kognitiven Umstrukturierung werden diese Gedanken systematisch hinterfragt, auf ihre Realitätsnähe überprüft und durch differenziertere, realistischere Sichtweisen ersetzt. Durch diesen Prozess können Kinder flexiblere Denkmuster entwickeln, Situationen nüchterner betrachten und bewerten und so ihre Angstreaktionen wirksam reduzieren. Mithilfe von **AB 14** »Gegenspieler-Memo« kann dichotomes

Denken erkannt und aufgelöst werden. Dadurch wird der Blickwinkel für Neues geöffnet.

AB 14 »Gegenspieler-Memo«	
Material	Schere, Stifte
Dauer	Ca. 10–15 Minuten
Anleitung	Schneiden Sie zunächst die einzelnen Memo-Teile aus dem Arbeitsblatt aus. Anschließend können Sie gemeinsam mit dem Kind das Memo spielen und nebenbei ein Gespräch über »Gegenspieler« führen. Je nach Entwicklungsstand können Sie das Kind dabei entweder engmaschig unterstützen oder aber frei suchen lassen. Um jüngere Kinder nicht zu überfordern, können sie jeweils eine der aufgedeckten Karten offen liegen lassen und nicht beide Karten nach dem Spielzug wieder umdrehen.
Impulsfragen	▶ Kennst du etwas, das dazwischen liegt? (z. B. bei Baby und Großeltern: Kinder, Jugendliche, Eltern) ▶ Kennst du einen Gegenspieler, den du schneller erkennst als einen anderen? (z. B.: leise, laut) ▶ Wieso fällt uns Negatives schneller auf als Positives? ▶ Fallen dir auch Gegenspieler für die Angst ein?
Weitere Intervention	Sie können gemeinsam mit dem Kind ein eigenes Memo erstellen, ausschneiden und spielen.

Die fünfzehnte Seefahrer-Erkenntnis lautet: »Es gibt noch andere Helfer in dir. Es sind die Gegenspieler deiner Angst.« Reflektieren Sie im Anschluss gemeinsam mit dem Kind die neuen Erkenntnisse aus dem Gegenspieler-Memo-Spiel: »Was denkst du, gibt es auch einen oder mehrere Gegenspieler für die Angst?« Oftmals entdecken Kinder, dass sie in sich selbst Ressourcen und innere Helfer besitzen, die der Angst aktiv begegnen können. Halten Sie diese Erkenntnis gemeinsam im Logbuch fest.

3.5 Innere und äußere Helfer

Nach dem Aufdecken dichotomer Gedankenmuster geht es nun darum, gemeinsam nach »realen« Gegenspielern für die Angst Ausschau zu halten. Nehmen Sie hier erneut Bezug zur Geschichte, dort finden sich z. B. der Kapitän, ein Elternteil oder eine vertraute Lehrkraft. Indem Kinder eigene reale, äußere Helfer als solche erkennen, merken sie häufig, dass sie auf diese unterschiedlichen Helfer zurückgreifen können, wenn sie einmal nicht weiterkommen, und dass Unterstützung von innen und außen gleichermaßen wirksam sein kann. Nutzen Sie hier das **AB 15** »Meine äußeren Helfer«, um die äußeren Helfer sichtbar zu machen.

AB 15 »Meine äußeren Helfer«	
Material	Stifte
Dauer	Ca. 5 Minuten
Anleitung	Sie können gemeinsam mit dem Kind überlegen, ob es auch »reale« Gegenspieler für seine Angst gibt, bspw. der Kapitän oder ein Elternteil. Diese »äußeren Helfer« bzw. Gegenspieler können auf dem Arbeitsblatt in die Schwimmweste notiert werden. Besprechen Sie anschließend die sechzehnte Seefahrer-Erkenntnis: »Auch andere Helfer sind sinnvoll, wenn ich nicht weiterkomme!«
Impulsfragen	▶ Wen kennst du, der oder die mutig ist? ▶ Wen kennst du, der oder die dich unterstützt, wenn du Angst hast? ▶ Mit wem kannst du über deine Ängste sprechen? ▶ Wer hat dich schon einmal mit seinem oder ihrem Mut überrascht? ▶ Wer hat die hilfreichsten Ratschläge für dich?

Die Macht positiver Gedanken liegt darin, dass Denkmuster unsere Gefühle und unser Verhalten maßgeblich beeinflussen. Mit Ihnen gemeinsam lernt das Kind, negative oder angstauslösende Gedanken zu erkennen und durch realistische, unterstützende Gedanken zu ersetzen. Positive Gedanken stärken das Selbstvertrauen, reduzieren Ängste und erleichtern so den Umgang mit herausfordernden Situationen. **AB 16** »Meine Glaubenssätze« hilft dabei, positive Glaubenssätze zu finden.

AB 16 »Meine Glaubenssätze«	
Material	Stifte
Dauer	Ca. 10–15 Minuten
Anleitung	Schauen Sie sich Beispiele des Kapitäns an, in denen er positive Gedanken äußert, bspw.: »Wir schaffen das!« Reflektieren Sie gemeinsam mit dem Kind: Welche Auswirkung kann ein solcher Satz auf das Gefühl haben? Überlegen Sie dann, welche Sätze dem Kind helfen können, um Mut zu fassen. Welche Sätze kennt das Kind, die Angst hervorrufen? Erstellen Sie eine Liste mit positiven und negativen Glaubenssätzen und Gedanken.
Impulsfragen	▶ Gibt es Sätze, die Mut machen können? ▶ Gibt es ein Ereignis, bei dem du Mut bewiesen hast? (Beispiel: vom Einmeterbrett springen)

AB 16 »Meine Glaubenssätze«

Weitere Intervention

Das magische Dreieck

Nutzen Sie das Bild eines magischen Dreiecks, das beschreibt, wie Gedanken, Gefühle und Verhalten miteinander verbunden sind und sich gegenseitig beeinflussen. Bei Schulangst beeinflusst der Gedanke »Ich schaffe das nicht.« z. B. das Gefühl von Angst. Das kann dazu führen, dass das Kind die Schule meidet. Gleichzeitig verstärken die ängstlichen Gedanken das Vermeidungsverhalten, sodass ein Teufelskreis entsteht. Mithilfe der Arbeit mit positiven Gedanken können Sie einen »Ausstieg« aus diesem Teufelskreis ermöglichen. Formulieren Sie dazu »etwas hilfreichere« oder »etwas positivere« Gedanken und veranschaulichen Sie so die Auswirkungen auf die Gefühle und das Handeln.

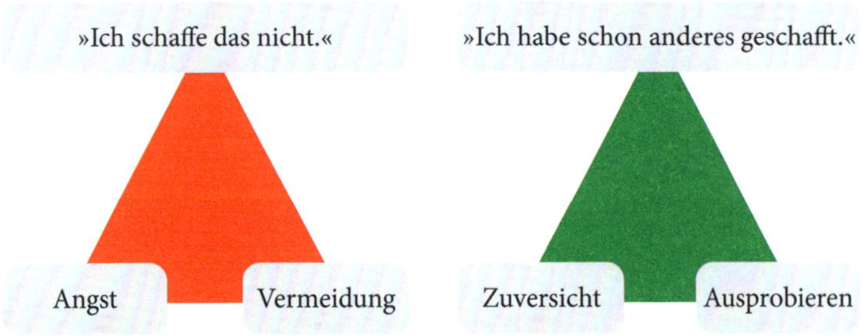

Abbildung 2 Das magische Dreieck

Die achtzehnte Seefahrer-Erkenntnis lautet: »Positive Erfahrungen sind wichtige Hinweise.« Reflektieren Sie gemeinsam mit dem Kind die Bedeutsamkeit positiver Lernerfahrungen im therapeutischen Prozess. Indem Kinder sich bewusst machen, welche Situationen sie trotz anfänglicher Angst erfolgreich gemeistert haben, werden Selbstwirksamkeitserfahrungen sichtbar und das Vertrauen in die eigenen Fähigkeiten gestärkt. Notieren Sie die neue Erkenntnis gemeinsam im Logbuch, um so die Ressourcenorientierung zu fördern und eine Grundlage für weitere kognitive Umstrukturierung und Angstbewältigung aufzubauen. Impulsfragen können dabei unterstützen, z. B.: »Was hast du schon geschafft, vor dem du eigentlich Angst hattest?«

Ein selbstgebastelter Glücksbringer / Talisman kann dem Kind als **Gedankenanker** helfen. Ein Gedankenanker ist ein kleines Signal, ein Bild oder ein Symbol, das das Kind bewusst nutzen kann, um sich in belastenden Situationen an hilfreiche Gedanken oder erlernte Bewältigungsstrategien zu erinnern. Therapeutisch dienen Gedankenanker unterschiedlichen Zwecken: Sie lenken die Aufmerksamkeit gezielt auf das bereits Gelernte, erleichtern den Abruf positiver oder hilfreicher Gedanken in Momenten hoher Anspannung und stärken das Gefühl der Selbstwirksamkeit. Kinder lernen so, dass sie jederzeit auf eigene Ressourcen zurückgreifen können, auch wenn die Situation zunächst überwältigend erscheint.

AB 17 »Mein Glücksbringer«	
Material	Individuell, je nach Ideen des Kindes: Schere, Papier, Stifte, Foto, Stein, Draht etc.
Dauer	Ca. 10–15 Minuten
Anleitung	Basteln Sie gemeinsam mit dem Kind einen Gedankenanker. Das kann bspw. ein Bild sein, das das Kind dann in seine Federmappe legen kann. Sie können auch einen Stein bemalen, den das Kind in der Hosentasche bei sich tragen kann. Alternativ kann das Kind ein Bild von sich selbst mitbringen, das es mit Mut verbindet, und daraus einen Gedankenanker basteln. Sie können auch anhand der Anleitung auf dem Arbeitsblatt einen Gedankenanker aus Draht mit dem Kind formen.
Impulsfragen	▶ Was verbindest du mit Kraft, Zuversicht, Vertrauen oder Sicherheit? ▶ Was verbindest du mit Mut? ▶ Welches Bild oder welche Erkenntnis hat dich während der Therapie besonders mutig werden lassen?

Prävention. In den letzten Sitzungen einer Kinder- und Jugendlichenpsychotherapie steht sowohl die Festigung der bereits erworbenen Fähigkeiten als auch die Vorbereitung auf zukünftige herausfordernde Situationen im Fokus. Wichtige Bestandteile davon sind Prävention und Rückfallprophylaxe.

Die Kinder und Jugendlichen werden dazu angeregt, potenziell belastende schulische Situationen frühzeitig zu erkennen und individuelle Bewältigungsstrategien zu entwickeln. Durch die strukturierte Auseinandersetzung mit Ressourcen, realistischen Bewertungen und konkreten Handlungsplänen wird die Selbstwirksamkeitserfahrung gefördert und weitere mögliche angstbesetzte Situationen können durch die kognitive Auseinandersetzung als weniger bedrohlich empfunden werden. **AB 18** »Gut vorbereitet« unterstützt die emotionale Verarbeitung und stärkt adaptive Coping-Strategien im Umgang mit Ängsten im schulischen Alltag.

AB 18 »Gut vorbereitet«	
Material	Stifte
Dauer	Ca. 20 Minuten
Anleitung	Überlegen Sie gemeinsam mit dem Kind, welche schwierigen Situationen es in der Schule zukünftig geben könnte, und füllen Sie zusammen das Arbeitsblatt aus.
Weitere Intervention	Sie können gemeinsam mit dem Kind schwierige Situationen in einem kleinen Rollenspiel üben. Gehen Sie dabei graduiert vor, sodass Sie zunächst für das Kind leicht bewältigbare Situationen thematisieren. Tasten Sie sich dann langsam an herausfordernde Situationen heran.

Erfolge feiern. Das bewusste Anerkennen und Feiern von Fortschritten stellt in der Therapie mit Kindern und Jugendlichen einen wichtigen Wirkfaktor dar: Durch das Sichtbarmachen einer Entwicklung – auch in kleinen Schritten – wird Selbstwirksamkeit erfahrbar. Die Kinder und Jugendlichen lernen, dass sie durch ihr eigenes Verhalten, ihre Anstrengung und ihren eigenen Mut Veränderungen bewirken können. Dies stärkt die intrinsische Motivation zur Weiterarbeit und unterstützt die Generalisierung der neu erlernten Kompetenzen im Alltag.

Neben diesem wichtigen Punkt der Selbstwirksamkeitserfahrung birgt das Hervorheben und Anerkennen von Fortschritt viele weitere positive Effekte: Die Therapeuten-Klientin-Beziehung, ein ressourcenorientierter Blick sowie ein positives Selbstkonzept werden gestärkt und Sicherheit und Lernbereitschaft werden gefördert.

AB 19 »Die große Kapitäns-Urkunde«	
Material	Stifte, ggf. Schere, Kleber
Dauer	Ca. 10–15 Minuten
Anleitung	Überlegen Sie gemeinsam mit dem Kind, für welche Handlungen oder »Mut-Taten« es eine Urkunde verdienen könnte. Das Kind kann die entsprechenden Handlungen und Helfer auf dem Arbeitsblatt notieren und die Urkunde schön gestalten.
Impulsfragen	Sollte das Kind Schwierigkeiten haben, eigene »Mut-Taten« zu finden, können Sie auf die äußeren Helfer zurückgreifen: ▶ Was würde deine Mutter sagen, wo du schon einmal besonderen Mut bewiesen hast? ▶ Für was würde deine Lehrerin oder dein Lehrer dir eine Urkunde verleihen? ▶ Was würde deine Therapeutin oder dein Therapeut für dich aufschreiben?
Weitere Intervention	Sollte das Kind auch über die Perspektivübernahme hinaus Schwierigkeiten haben, eigene Erfolge zu benennen, können Sie gemeinsam ein Interview vorbereiten. Es kann dann als Hausaufgabe seine Familie, Freunde oder Lehrpersonen interviewen und nach Erfolgen und »Mut-Taten« befragen. **Ressourcenschatzkiste / Ressourcenglas** An dieser Stelle bietet sich auch das Erstellen einer Ressourcenschatzkiste an (vgl. **AB 3** »Meine Schätze«).

4 Informationen für die Arbeit mit Eltern und Bezugspersonen

Nehmen Sie die Eltern und Bezugspersonen an die Hand und erklären Sie, wie Namos Geschichte ihnen helfen kann, die Schulangst ihres Kindes besser zu verstehen. Stellen Sie Namo und das Tagebuch des Kapitäns vor, das ihm auf seinem Weg Mut, Orientierung und kleine Erfolgserlebnisse schenkt. Zeigen Sie, wie Kinder durch positive Erfahrungen und neue Perspektiven ihre Ängste Schritt für Schritt abbauen können.

Räumen Sie mögliche Vorurteile über psychische Belastungen bei Kindern aus dem Weg und schaffen Sie eine vertrauensvolle Atmosphäre, in der Eltern ihre Sorgen offen äußern dürfen. Machen Sie deutlich, dass es ein Zeichen von Fürsorge und Wertschätzung ist, sich mit den Ängsten des Kindes auseinanderzusetzen und es auf seinem Weg zu begleiten.

Eltern und Bezugspersonen haben oft viele Sorgen und Selbstzweifel, wenn ihr Kind mit Ängsten kämpft. Manche fürchten um die psychische Gesundheit ihres Kindes und wissen nicht, wie sie helfen können. Hier kann Namos Geschichte Mut machen: Sie zeigt, wie durch kleine Schritte und positive Erfahrungen Veränderungen möglich sind und dass Fortschritt Zeit braucht. Falls Eltern bzw. Bezugspersonen sich Vorwürfe machen, weil sie glauben, nicht genug zu tun, verdeutlichen Sie ihnen, dass die Aufmerksamkeit, die sie ihrem Kind schenken, ein Ausdruck von Wertschätzung ist. Sie geben ihrem Kind damit die Möglichkeit, seine Stärken zu entdecken und Selbstvertrauen zu entwickeln. Manche Eltern empfinden den Schritt, sich aktiv mit der Problematik auseinanderzusetzen, sogar als persönliches Versagen. In solchen Momenten kann Namos Geschichte daran erinnern, dass jedes Kind einzigartig ist und auf seine eigene Weise wächst. Genauso wie Namo durch das Kapitänstagebuch neue Perspektiven gewinnt, können auch Eltern lernen, die Situation aus einem anderen Blickwinkel zu sehen. Geduld, Aufmerksamkeit und die Rolle als Vorbild sind dabei wertvolle Ressourcen, die das Kind auf seinem Weg unterstützen können.

Binden Sie die Eltern aktiv in die therapeutische Arbeit ein und nutzen Sie die Gelegenheit, sie durch konkrete Materialien zu unterstützen. Im Rahmen von Angehörigengesprächen können Sie gemeinsam, im Zuge der Psychoedukation **AB 20** »Das SORCK-Modell« besprechen und zusammen ausfüllen. Dieses Arbeitsblatt ermöglicht es, gemeinsam eine Mikroanalyse des kindlichen Verhaltens zu erstellen und zu verstehen, welche Situationen, Reaktionen, Konsequenzen und Verstärker hinter bestimmten Ängsten stehen. So erhalten Eltern ein klares Bild davon, wie ihr Kind reagiert und wie sie es sinnvoll begleiten können.

AB 20 »Das SORCK-Modell«	
Material	Stifte
Dauer	Ca. 30 Minuten
Anleitung	Füllen Sie gemeinsam mit den Bezugspersonen das Arbeitsblatt aus.
Impulsfragen	Nutzen Sie die Methodik des geleitenden Entdeckens, um die Bezugspersonen ins Reflektieren zu begleiten.

Zusätzlich kann **AB 21** »Das Ressourcen-ABC« Eltern und Kinder dabei unterstützen, gemeinsam die Stärken, Fähigkeiten und positiven Erfahrungen des Kindes sichtbar zu machen. Durch diese bewusste Auseinandersetzung lernen Kinder, ihre eigenen Ressourcen wahrzunehmen und zu nutzen, während Eltern ein klares Bild davon erhalten, welche Fähigkeiten ihrem Kind bereits zur Verfügung stehen. Das Ressourcen-ABC bietet nicht nur Orientierung im Umgang mit schwierigen Situationen, sondern stärkt auch das Vertrauen der Eltern in die Fähigkeiten ihres Kindes. Gleichzeitig fördert es die Zusammenarbeit zwischen Eltern und Kind, indem es gemeinsame Erfolge sichtbar macht und das Selbstbewusstsein auf beiden Seiten stärkt.

AB 21 »Das Ressourcen-ABC«	
Material	Stifte
Dauer	Ca. 20–30 Minuten
Anleitung	Lassen Sie das Kind und seine Eltern / Bezugspersonen das Ressourcen-ABC gemeinsam ausfüllen. Achten Sie darauf, dass wertschätzende, individuelle Stärken, Fähigkeiten und Charaktereigenschaften formuliert werden.
Impulsfragen	▶ Was kannst du besonders gut? ▶ Was sind Stärken Ihres Kindes?

Psychosomatische Beschwerden im Zusammenhang mit Ängsten

Viele Kinder reagieren bei Angst mit körperlichen Beschwerden. Um Eltern hierauf vorzubereiten, kann **INFO 1** »Psychosomatische Beschwerden bei Ängsten« hilfreich sein. Besprechen Sie mit den Eltern / Bezugspersonen, dass körperliche Symptome wie z. B. Herzrasen, Bauchschmerzen oder Anspannung typische Angstkorrelate sind, und verdeutlichen Sie, dass diese Erscheinungen normale Reaktionen auf Angst sind, die auf positive Weise begleitet und reguliert werden können.

Erklären Sie den Eltern, dass der Einbezug in die Arbeit mit diesen Materialien nicht bedeutet, dass sie als Eltern »versagen« – im Gegenteil: Ihr Engagement ist ein wertvoller Beitrag für die Entwicklung ihres Kindes. Kinder profitieren davon, wenn sie gemeinsam mit ihren Eltern / Bezugspersonen Techniken erlernen und anwenden können, die im Umgang mit Ängsten helfen. Die Materialien bieten eine strukturierte Unterstützung, erleichtern das Verständnis der kindlichen Angst und zeigen auf, wie Eltern ihre Kinder gezielt stärken können.

INFO 1 »Psychosomatische Beschwerden bei Ängsten«	
Material	Infoblatt
Dauer	Durchschnittliche Lesedauer ca. 10 Minuten
Anleitung	Lesen Sie das Infoblatt durch. Es handelt sich um ein Infoblatt für Eltern mit den Themen: Welche typischen körperlichen Anzeichen gehen mit Angstgefühlen einher? Wie kommt es zu diesen Symptomen? Wie können Eltern gut reagieren? Händigen Sie den Eltern das Infoblatt aus und besprechen Sie es anschließend mit ihnen.

5 Literatur

Bandura, A. & Walters, R. H. (1963). Social learning and personality development. New York: Holt, Rinehart & Winston.

Dilling, H., Mombour, W. & Schmidt, M. (Hrsg.). (2015). Internationale Klassifikation psychischer Störungen der WHO – World Health Organisation. Göttingen: Hogrefe.

Erdmann, K., Erdmann, C. & Erdmann, T. (2022). Die Diamantenfabrik. Ressourcenorientiertes Therapiespiel für die therapeutische und pädagogische Arbeit mit Kindern und Jugendlichen. Weinheim: Beltz.

Gubbels, J., van der Put, C. E. & Assink, M. (2019). Risk Factors for School Absenteeism and Dropout: A Meta-Analytic Review. Journal of Youth and Adolescence, 48 (9), 1637–1667.

Ihle, W., Jahnke, D. & Esser, G. (2003). Kognitiv-verhaltenstherapeutische Behandlungsansätze nicht dissozialer Schulverweigerung: Schulphobie und Schulangst. Praxis der Kinderpsychologie und Kinderpsychiatrie, 52, 409–424.

Kanfer, F. H. & Saslow, G. (1969). Behavioral analysis: An alternative to diagnostic classification. Archives of General Psychiatry, 21 (4), 364–368.

Margraf, J. & Schneider, S. (1990). Panik: Angstanfälle und ihre Behandlung (2. Auflage). Berlin: Springer.

Reissner, V., Bowl, U. & Kollmann, M. (2025). Jeder Schultag zählt – Schulabsentismus bei psychischen Erkrankungen. Nervenheilkunde, 44, 489–505.

Weiterführende Literatur- und Therapiematerialhinweise für Therapeut:innen

Erdmann, K., Erdmann, C. & Erdmann, T. (2025). Courage Castle – Wege aus der Angst. Therapiespiel für die therapeutische und pädagogische Arbeit mit Kindern und Jugendlichen. Weinheim: Beltz.

Hanisch, C., Hennemann, T. & Döpfner, M. (2026). Emotionale und Verhaltensprobleme in der Schule. Leitfaden Kinder- und Jugendpsychotherapie – Band 35. Göttingen: Hogrefe.

Hanisch, C., Hennemann, T. & Döpfner, M. (2026). Ratgeber Emotionale und Verhaltensprobleme in der Schule: Informationen für Betroffene, Eltern, Lehrkräfte und weitere Bezugspersonen. Ratgeber Kinder- und Jugendpsychotherapie. Göttingen: Hogrefe.

Kettner, C. (2023). Mein Bammel und ich. Wie man seine Angst erzieht. 77 Karten mit Übungen für Therapie, Beratung und Pädagogik mit Kindern. Weinheim: Beltz.

Melfsen, S. & Walitza, S. (2013). Soziale Ängste und Schulangst. Entwicklungsrisiken erkennen und behandeln. Weinheim: Beltz.

Rotthaus, W. (2022). Schulprobleme und Schulabsentismus. Störungen systemisch behandeln. Heidelberg: Carl-Auer.

Traub, J. & In-Albon, T. (2024). Therapie-Tools Angststörungen im Kindes- und Jugendalter. Weinheim: Beltz.

Walter, D. & Döpfner, M. (2020). Schulvermeidung. Leitfaden Kinder- und Jugendpsychotherapie – Band 29. Göttingen: Hogrefe.

Walter, D. & Döpfner, M. (2021). Ratgeber Schulvermeidung: Informationen für Betroffene, Eltern, Lehrkräfte und weitere Bezugspersonen. Ratgeber Kinder- und Jugendpsychotherapie. Göttingen: Hogrefe.

ANHANG

Liste der Arbeitsblätter

Über die Mitwirkenden

Liste der Arbeitsblätter

AB 1 • K

Mein Logbuch 1/2

Gestalte dein eigenes Logbuch. Hier kannst du alles Wichtige festhalten, was du über dich und deine Schulangst in diesem Buch lernst. Nutze dafür die Bastelanleitung oder gestalte das Deckblatt auf der nächsten Seite.

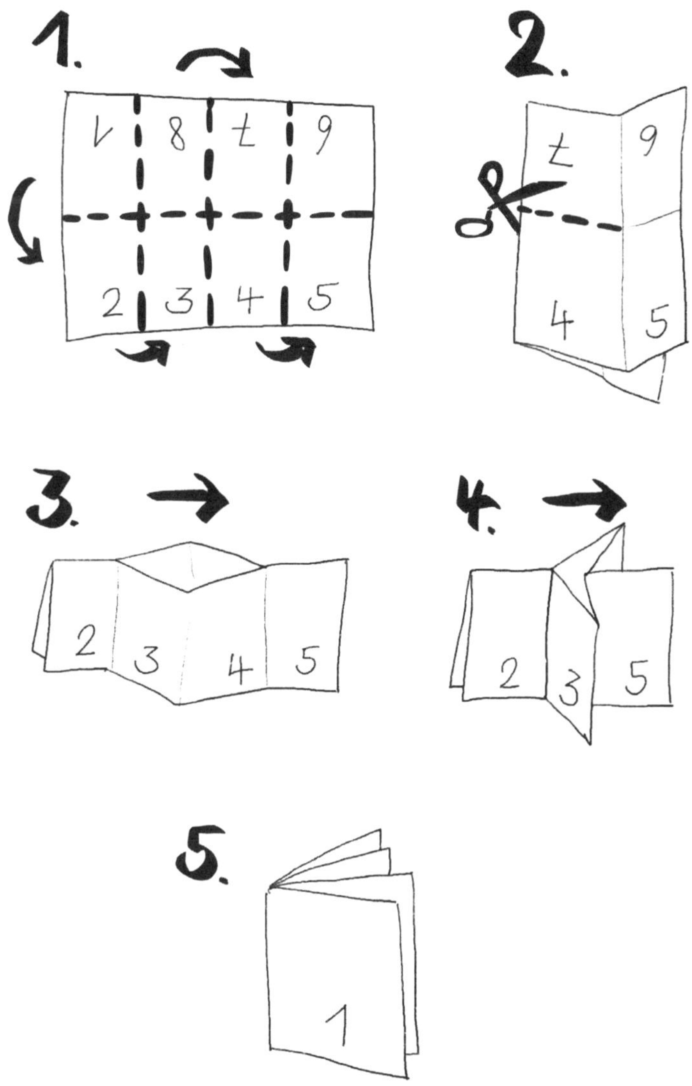

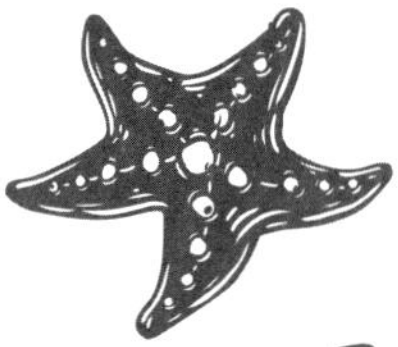
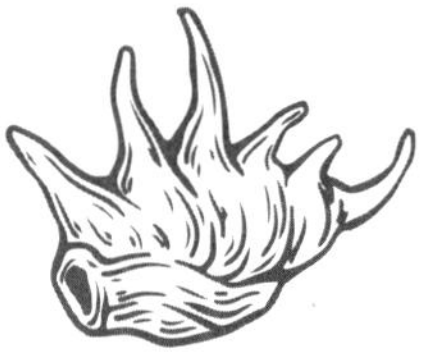

LOGBUCH

von

____

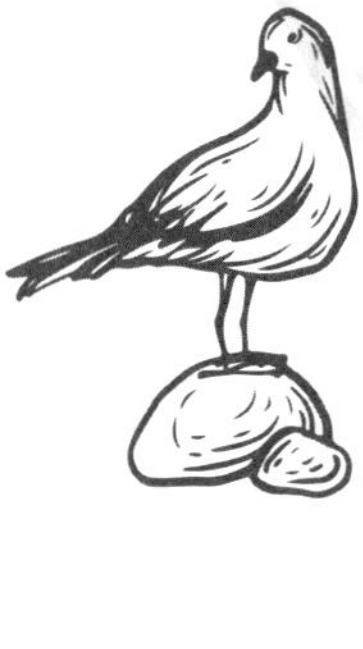
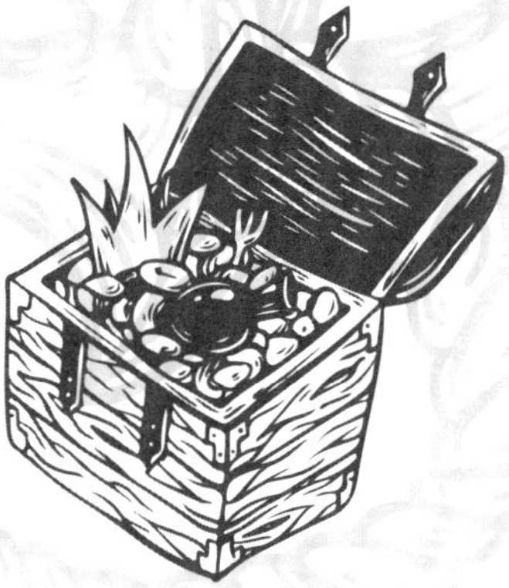
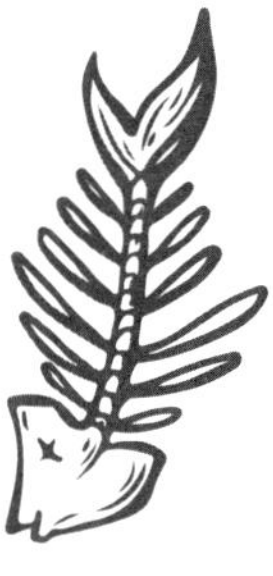

AB 2 • K

Mein Seefahrts-Steckbrief

Fülle deinen Steckbrief aus. Wenn du willst, klebe ein Foto von dir auf oder male dich selbst.

Ich heiße: ....

Wohnort/Insel: ....

Schule/Klasse: ....

Lieblingslehrerin: ....

Lieblingsmitschüler: ....

Lieblingsschulfach: ....

Liebstes Pausenbrot: ....

Liebste Pausenbeschäftigung: ....

Hobby: ....

Schiffsmannschaft (z. B.: Geschwister, Freundinnen): ....

....

Liebstes Erlebnis: ....

Mein schönstes Erlebnis in der Schule: ....

Mein blödestes Erlebnis in der Schule: ....

Trage auf einer Skala von 0 bis 10 ein, wie gerne du in die Schule gehst: ....

Das mag ich an der Schule: ....

Das mag ich nicht an der Schule: ....

Das kann ich gut: ....

Das möchte ich noch lernen: ....

AB 3 • K

Meine Schätze

Gibt es eigentlich etwas, worauf du so **richtig stolz** bist? Male oder markiere alles, was auf dich zutrifft und schreibe darunter alles, was dir noch einfällt.

- Ich bin mutig.
- Ich bin hilfsbereit.
- Ich kann gut malen.
- Ich bin ein guter Freund / eine gute Freundin.
- Ich bin sportlich.
- Ich kann schöne Musik machen / gut singen.
- Ich bin kreativ.
- Ich kann gut klettern.
- Ich bin gut im Fußballspielen.
- Ich tanze gerne.
- Ich kann gut chillen.
- Ich kann gut am Computer spielen.
- ....
- ....
- ....
- ....
- ....
- ....
- ....
- ....
- ....
- ....
- ....

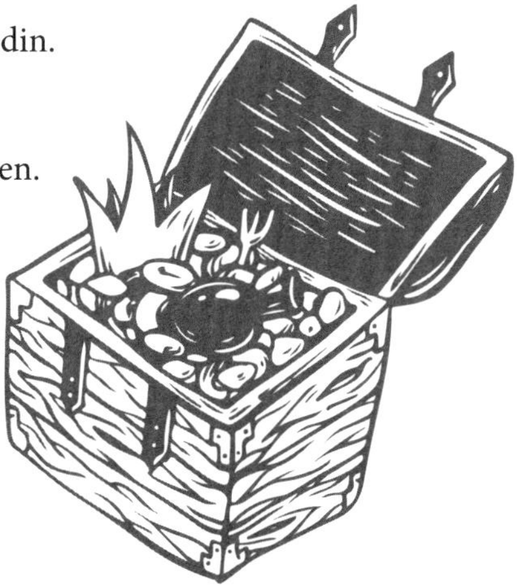

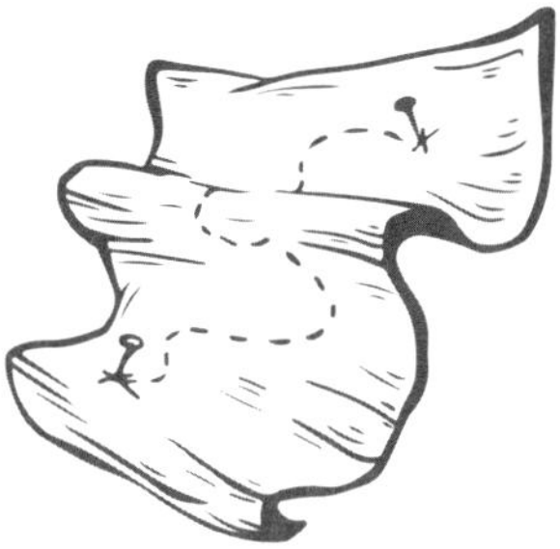

AB 4 • K

Mein Angst-Phantombild

Zeichne deine Angst: Wie sieht sie aus? Hat sie einen Namen? Wie groß ist sie? Ist sie rund oder eckig? Welche Farbe(n) hat sie? Hat sie Stacheln? Ist sie klebrig? Leg' gleich los und male ein möglichst genaues Angst-Phantombild!

AB 5 • K

Jede und jeder hat Angst

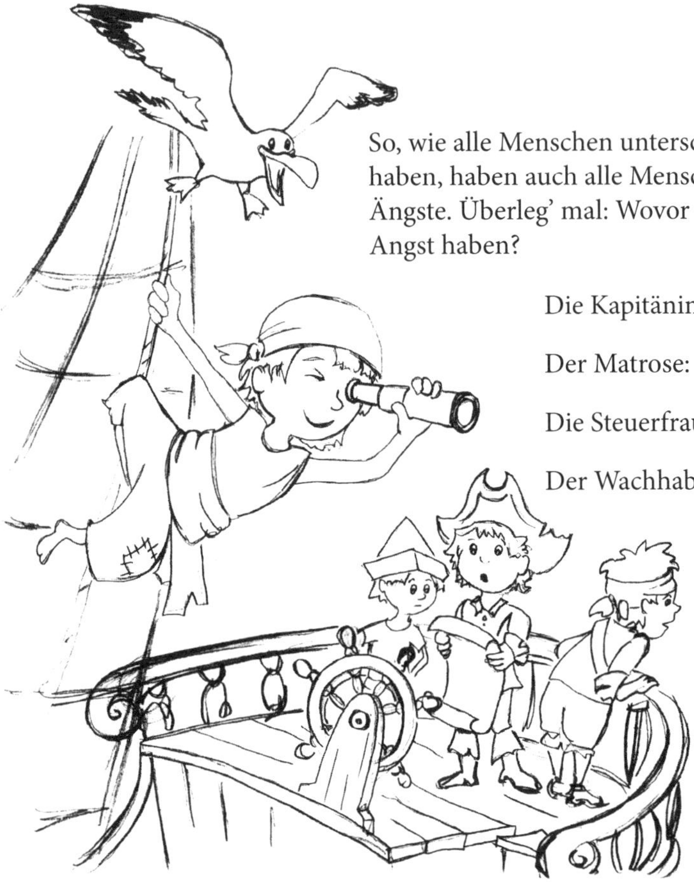

So, wie alle Menschen unterschiedliche Fähigkeiten haben, haben auch alle Menschen unterschiedliche Ängste. Überleg' mal: Wovor könnten diese Personen Angst haben?

Die Kapitänin: ....

Der Matrose: ....

Die Steuerfrau: ....

Der Wachhabende: ....

Wovor haben alle Angst?

....

....

Und wann haben alle keine Angst?

....

....

AB 6 • K

Ängste in der Schule

Welche unterschiedlichen Ängste in Schulsituationen kennst du? Male oder schreibe sie unter das Schulgebäude, das du hier sehen kannst. Du kannst die schwierigen Situationen auch nur ankreuzen.

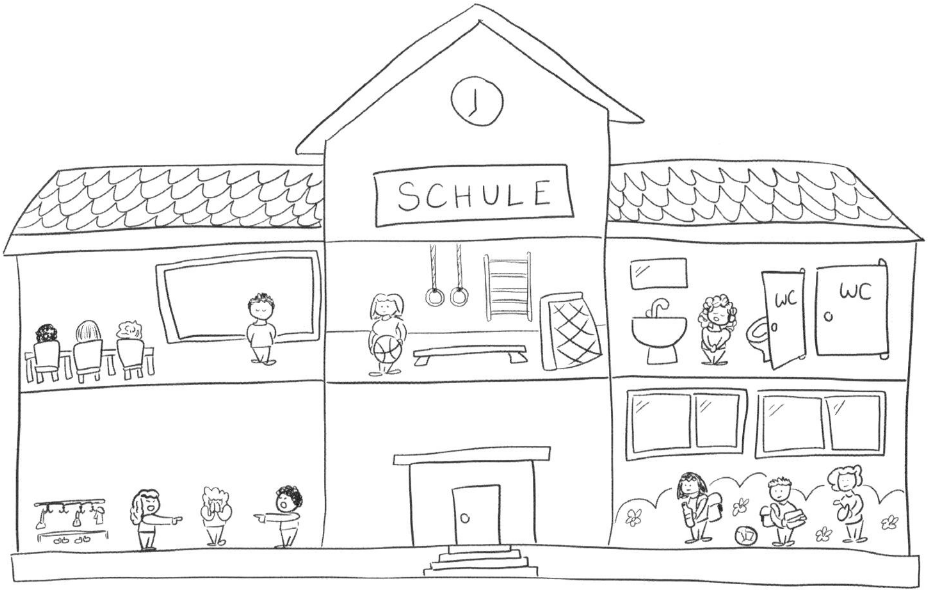

....

....

....

....

....

....

....

....

AB 7 • K

Wovor will mich die Angst beschützen?

Schreibe oder male um den Rettungsring herum alles, wovor dich Angst beschützen kann.

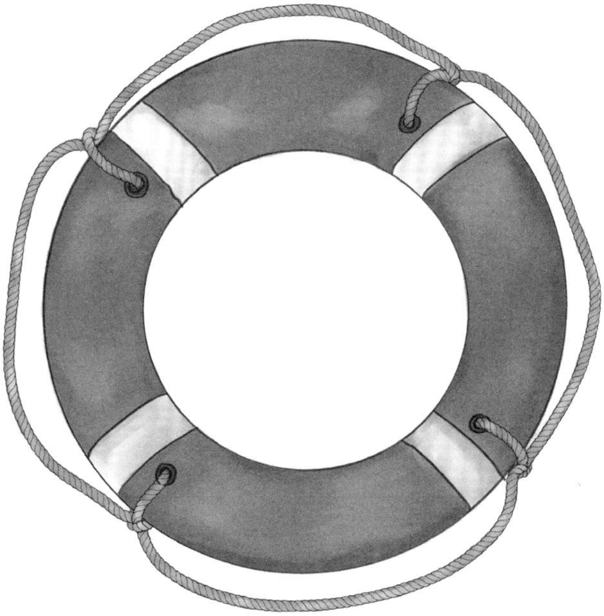

AB 8 • K

Meine Vermeidungskiste öffnen

In welchen Situationen möchtest du dich nicht mit deiner Angst beschäftigen? Wie vermeidest du deine Ängste? Schreibe oder male alles, was dir einfällt, in die »Vermeidungskiste«.

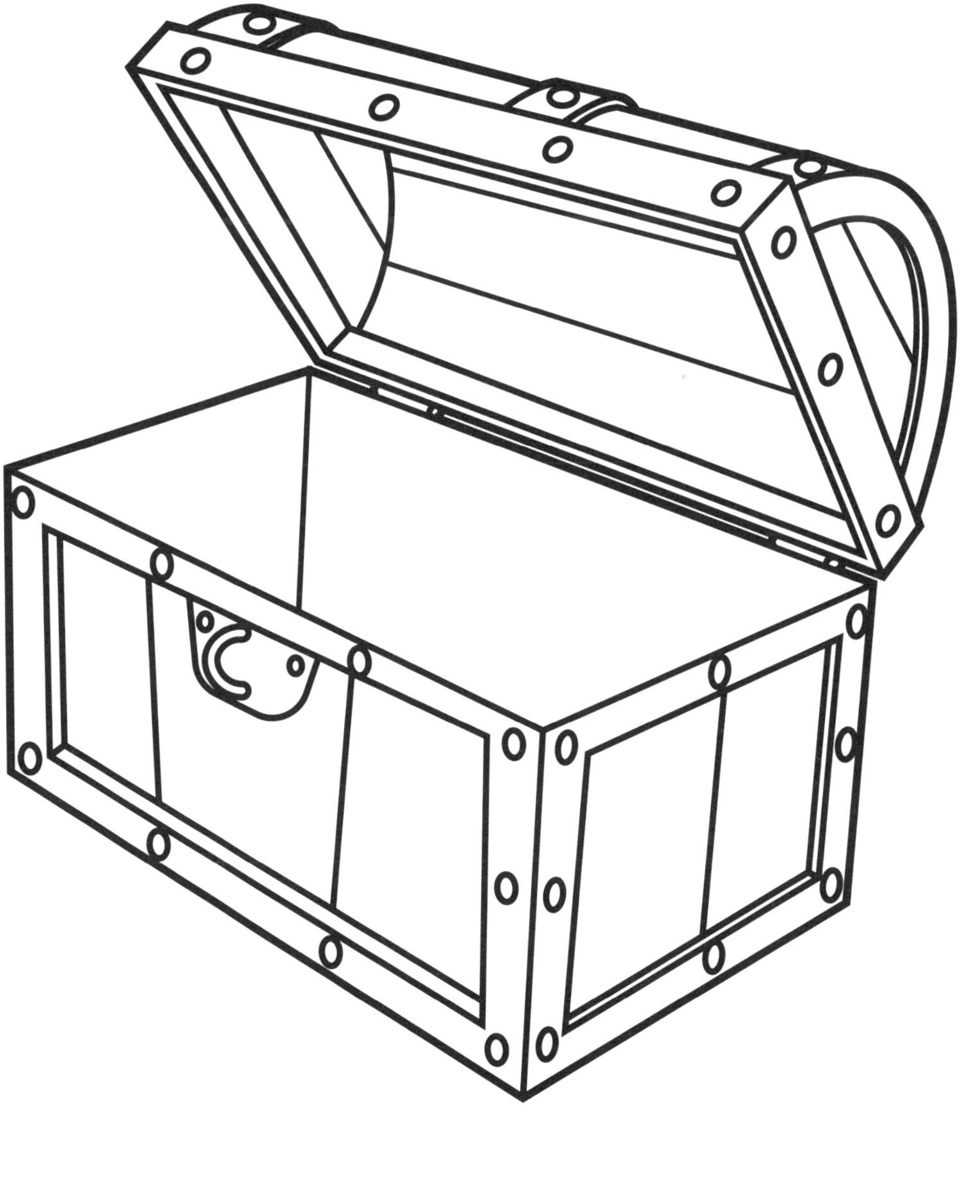

AB 9 • K

Übung macht den Meister

Was klappt am Anfang vielleicht nicht so gut, wird aber besser, wenn man es immer wieder übt? Zähle alles auf, was dir einfällt und schreibe es an das Steuerrad.

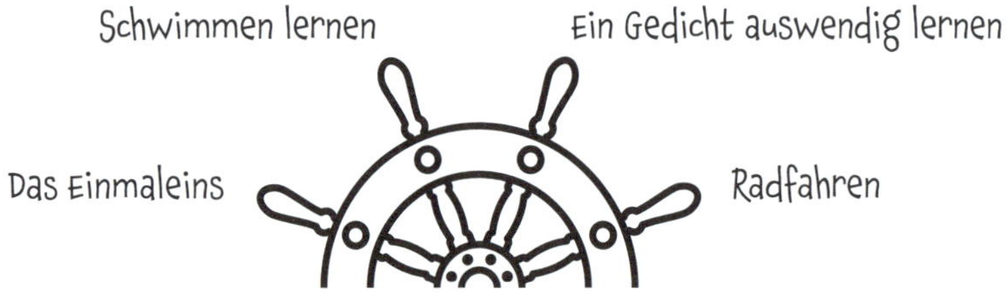

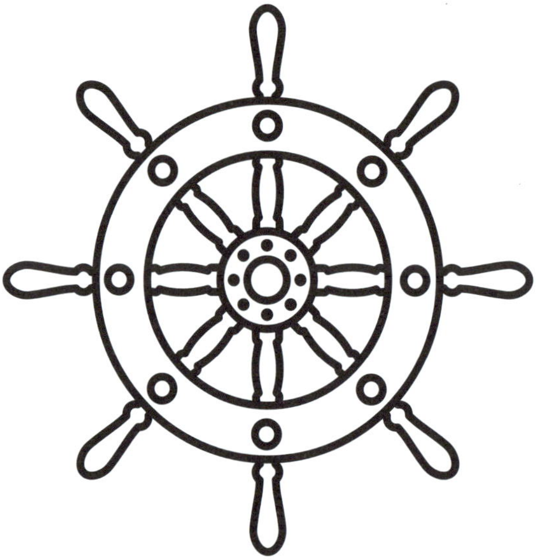

AB 10 • K

Mein sicherer Wohlfühl-Ort

Stell' dir einen Ort vor, an dem du dich ganz sicher und wohlfühlst. Einen Ort, an dem du Zeit, Ruhe und Geduld haben kannst.

Jetzt nimm dir Stifte, Farben oder Wachsmalblöcke und male diesen Ort auf ein Blatt Papier. Überlege dabei: Wo bist du? Drinnen oder draußen? In einer Höhle, auf einem Baum oder in deinem Zimmer? Wer ist bei dir? Vielleicht dein Teddy? Was brauchst du dort, damit du dich sicher fühlst? Eine Decke, ein Kissen, ein Licht? Musik? Ein Buch? Einen guten Duft? Etwas Leckeres zu essen oder zu trinken?

Nimm dir viel Zeit und male alles auf, was deinen sicheren Ort besonders macht. Es ist dein Ort – alles ist erlaubt!

AB 11 · K

Finde die Unterschiede

Finde die **vier** Unterschiede zwischen den Bildern. Markiere die Veränderungen mit einem Stift. Schau, was sich schon verändert hat!

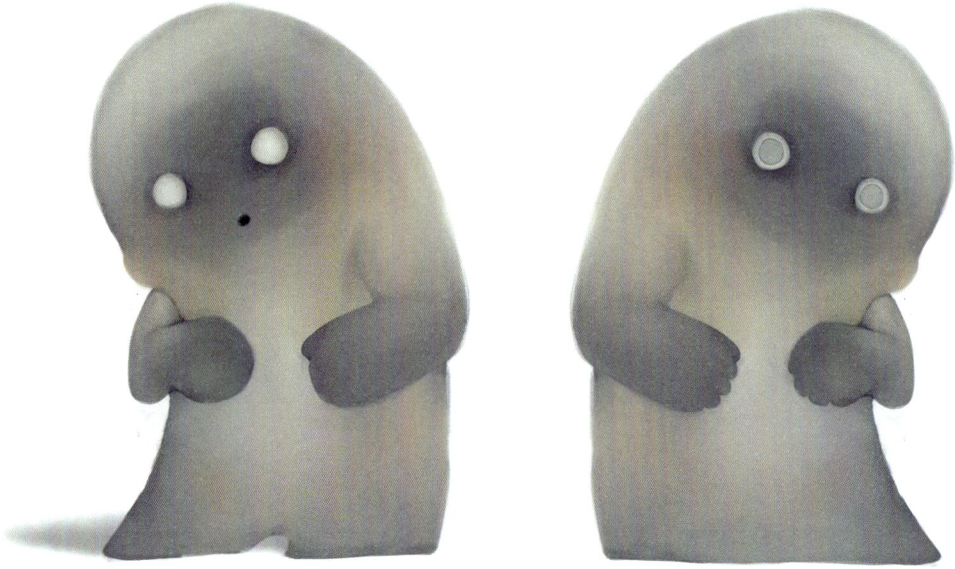

AB 12 • K

Die Skalierungslinie

Mit dieser Skalierungslinie kannst du herausfinden, wie groß deine Angst ist.

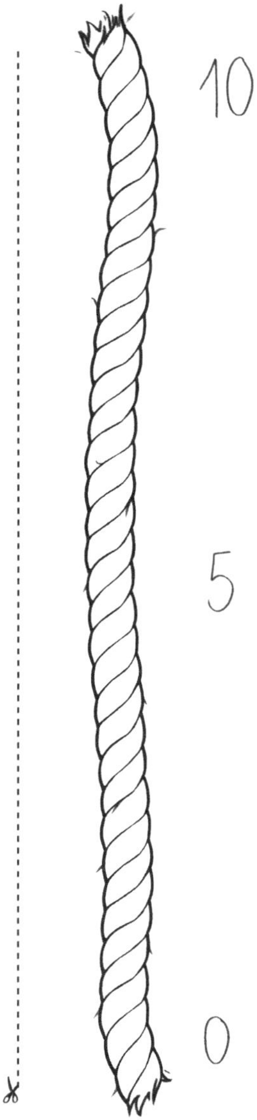

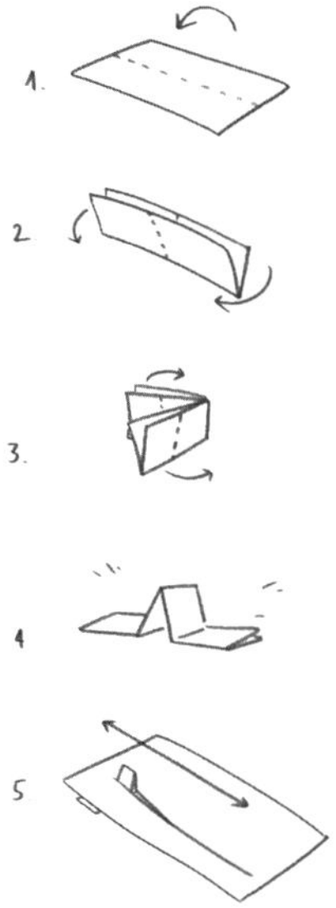

AB 13 • K

Gedanken abwägen

Gibt es Situationen aus der Schule, die du zunächst viel schlimmer eingeschätzt hast, als sie nachher tatsächlich waren? Erzähle sie mir. Suche dir dann einen geeigneten Begriff für diese Situation aus und trage ihn in die Waage ein. In die eine Waagschale kommen die ersten Gedanken und in die andere Waagschale die zweiten Gedanken.

Hier findest du einige Beispiele:

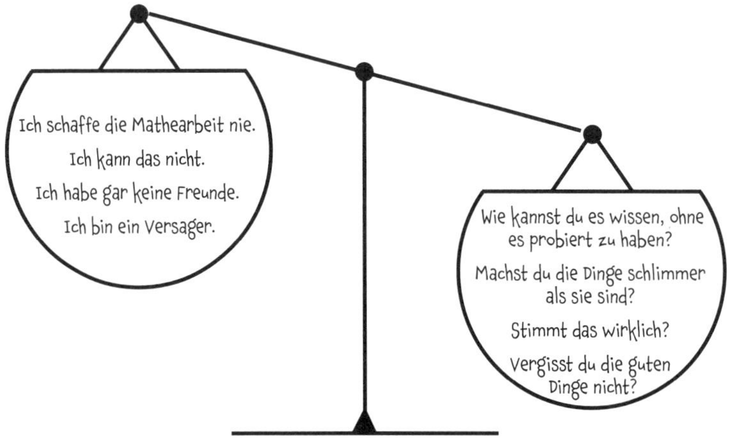

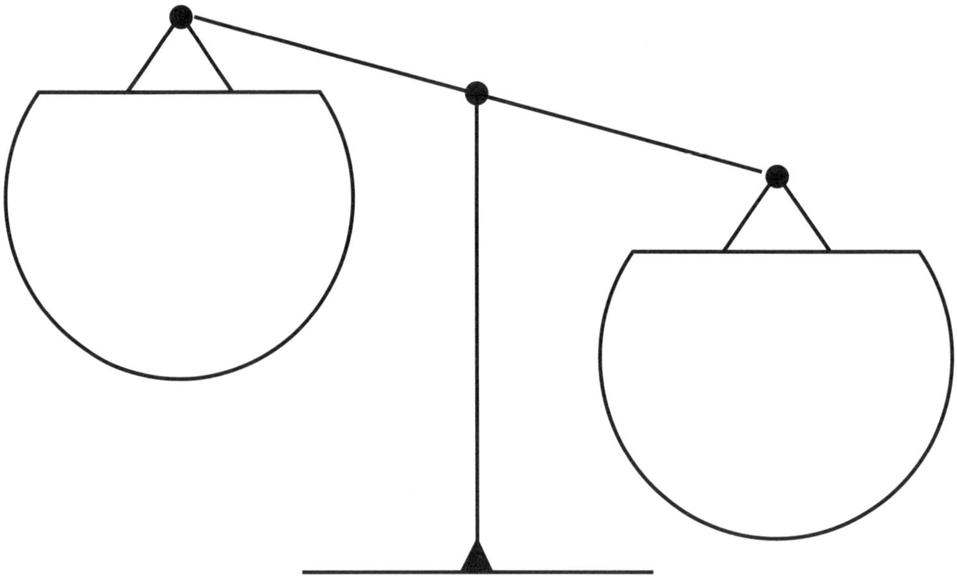

AB 14 • K

Gegenspieler-Memo 1/2

Mit diesem Arbeitsblatt kannst du dein eigenes Gegenspieler-Memo basteln. Schneide dazu die Kärtchen aus. Suche dir dann die passenden Gegenspieler zu unterschiedlichen Situationen und Gefühlen heraus. Oder schreibe/male eigene Gegenspieler auf.

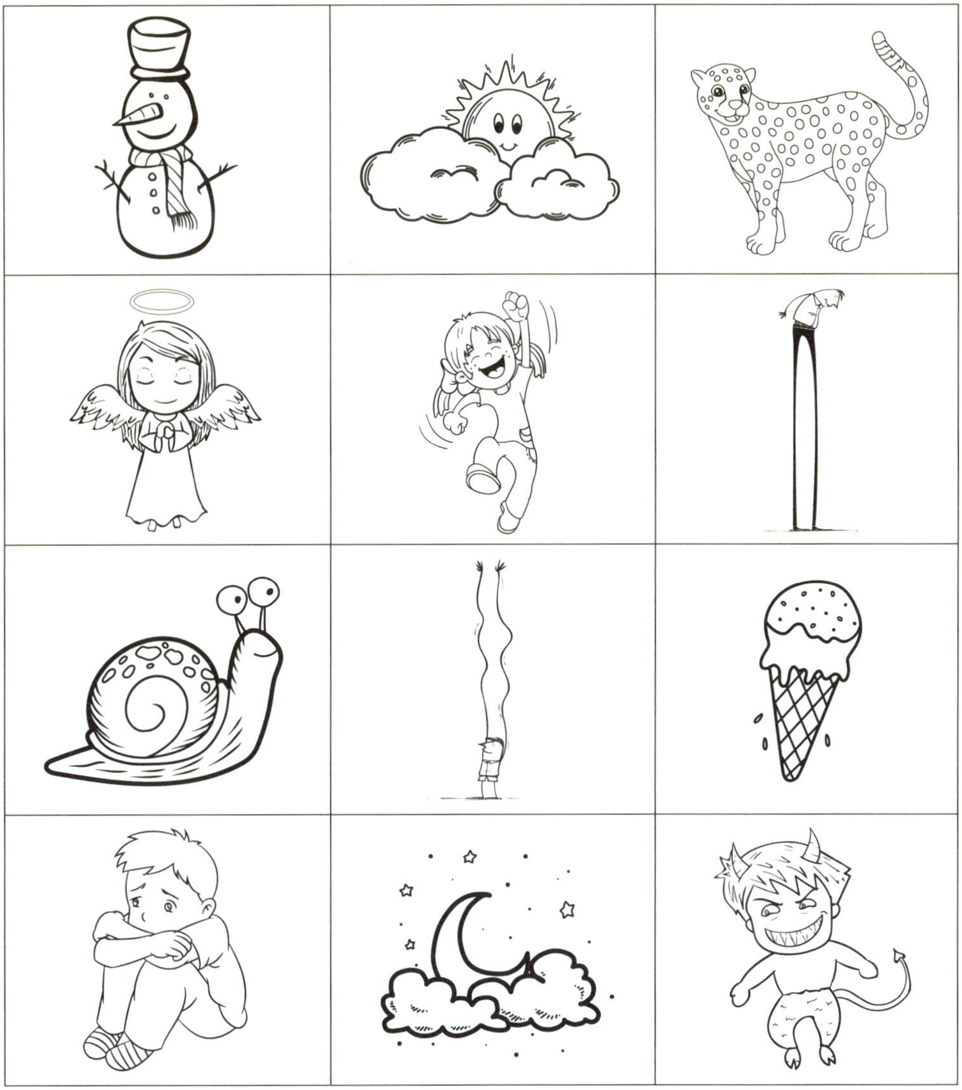

AB 14 • K

Gegenspieler-Memo 2/2

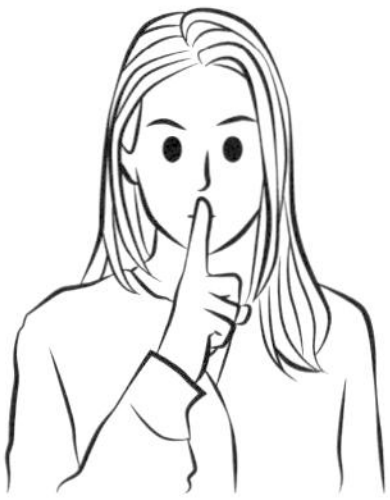	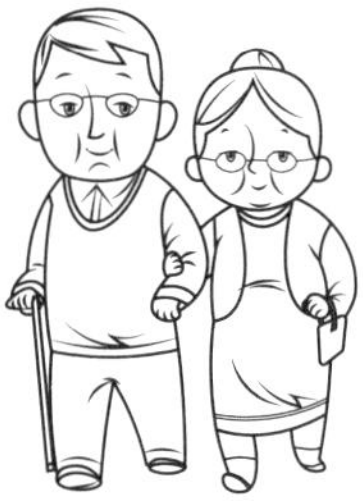	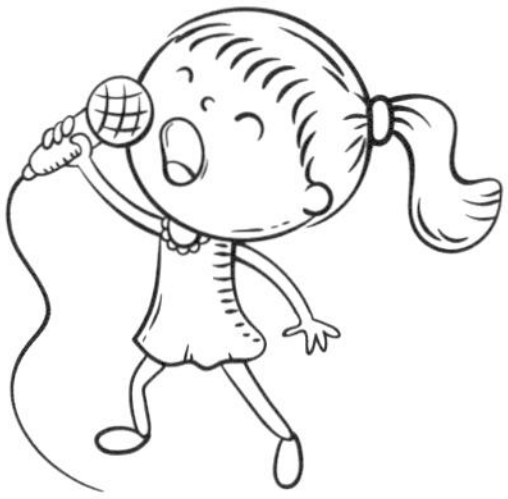
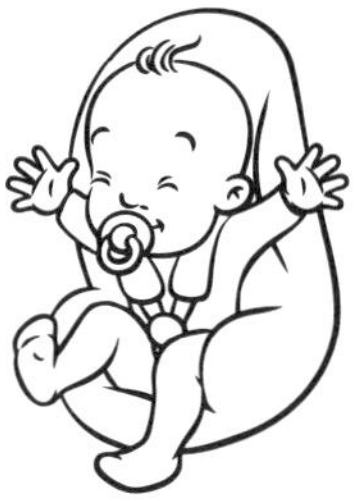		

AB 15 • K

Meine äußeren Helfer

Welche äußeren Helfer und Helferinnen kennst du? Das sind z. B. solche, die eigentlich immer da sind, wie Namos Mutter. Die musst du nur rufen, wenn du sie brauchst. Leg' gleich los und schreibe die Namen deiner Helfer und Helferinnen in die Schwimmweste!

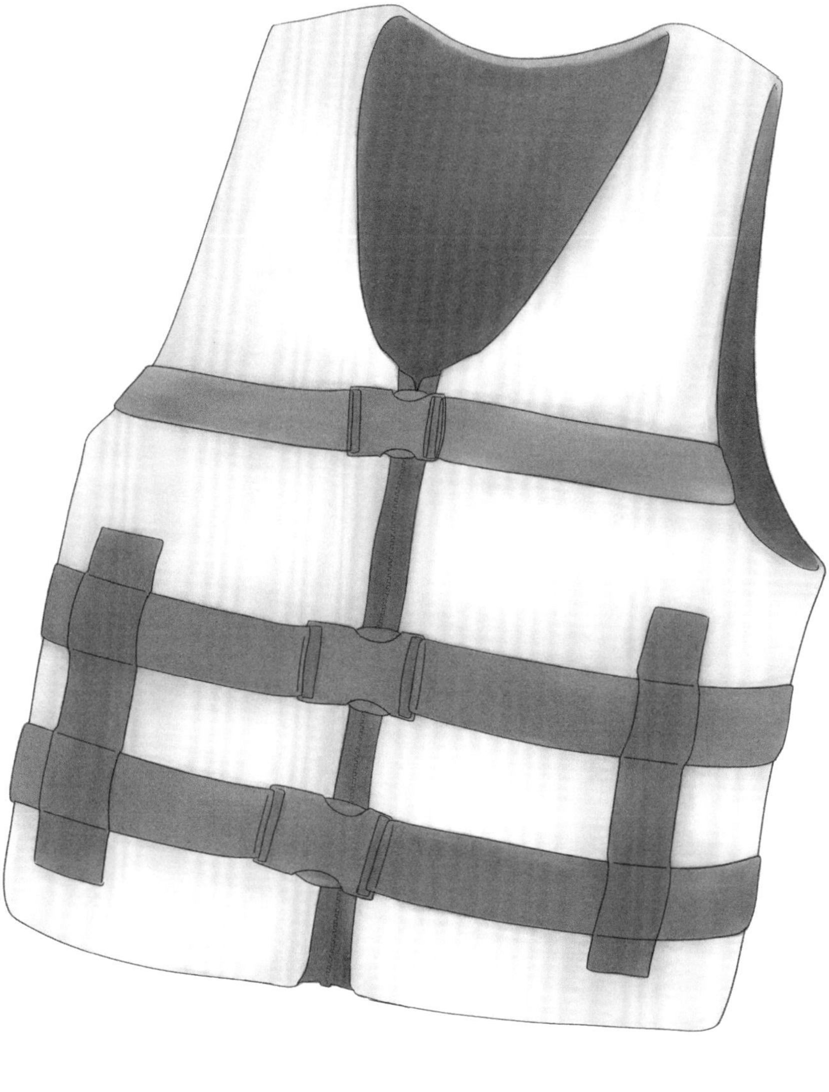

AB 16 • K

Meine Glaubenssätze

Finde Glaubenssätze, die deinen Alltag bestimmen. Was bewirken diese? Tun sie dir gut oder hindern sie dich eher daran, alles zu tun, was du gerne möchtest? Umkreise die Glaubenssätze, die für dich hilfreich sind, in deiner Lieblingsfarbe.

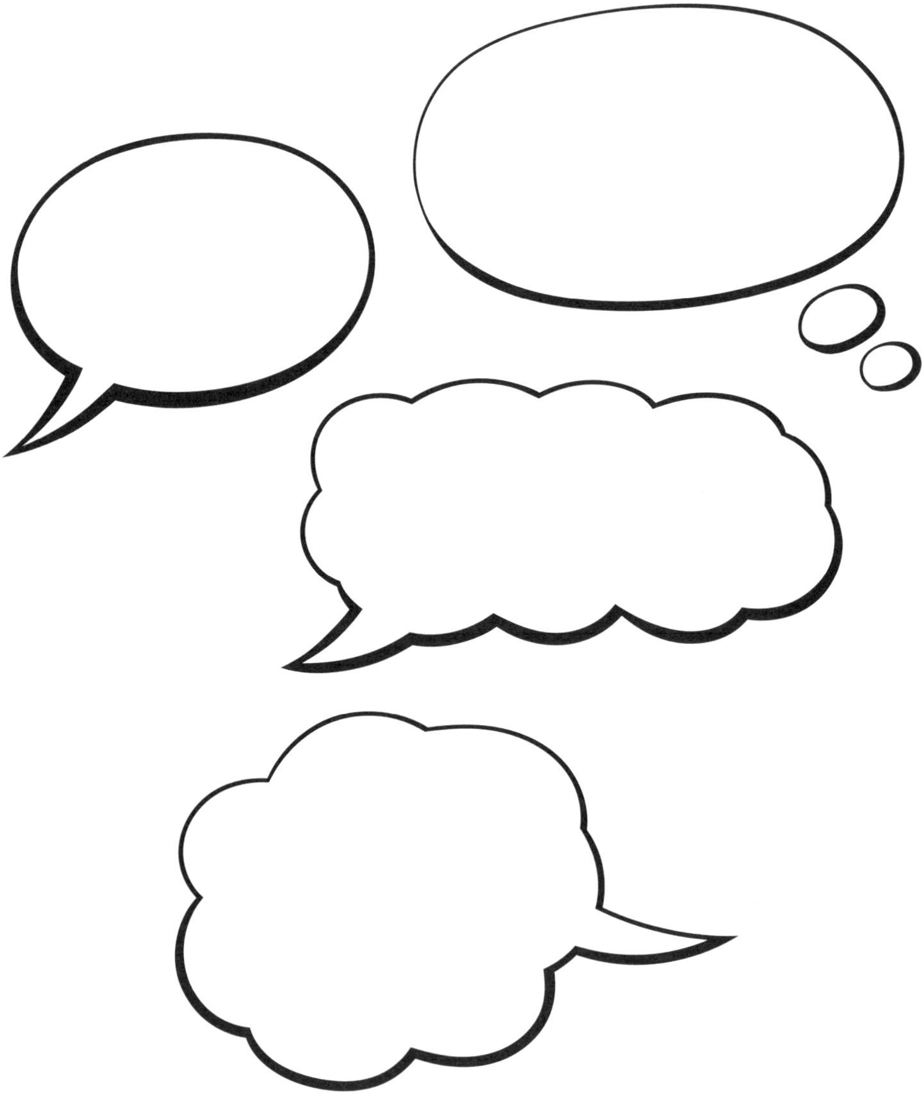

AB 17 • K

Mein Glücksbringer

Bastele dir deinen eigenen Glücksbringer. Vielleicht ein Anker aus Draht? Oder etwas anderes. Viel Spaß beim Basteln!

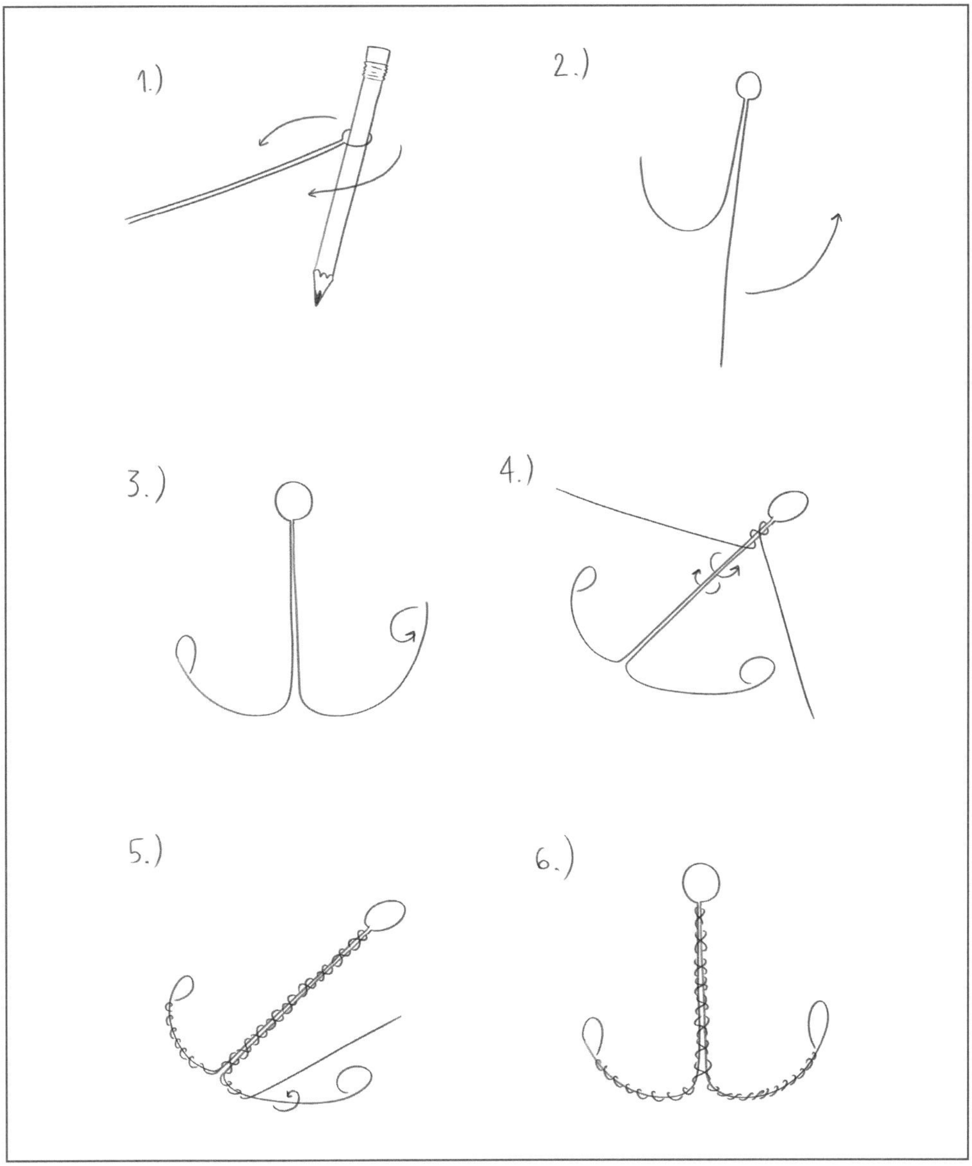

AB 18 • K

Gut vorbereitet

Auf diesem Arbeitsblatt kannst du überlegen, was dir in Zukunft bei einer schwierigen Situation in der Schule helfen kann.

Frage:	Beispiel:	Jetzt bist DU dran:
Schwierige Situation in der Schule	Vortrag im Sachunterricht	
Was kann dir Erleichterung verschaffen?	Glücksbinger mitnehmen, mir die Mitschüler als Tiere vorstellen	
Was spricht dafür, dass es nicht so schlimm wird?	Die anderen machen auch mal einen Fehler	
Wie kannst du dich gut vorbereiten?	Den Vortrag zu Hause üben	
Wie kannst du dich danach belohnen?	Fischbrötchen essen gehen	

AB 19 • K

Die große Kapitäns-Urkunde

Hier ist deine Kapitäns-Urkunde. Die hast du dir wirklich verdient! Oben musst du nur noch deinen Namen eintragen und dann lass' deine Therapeutin oder deinen Therapeuten unten unterschreiben. Fertig! Wenn du magst, häng dir deine Kapitäns-Urkunde zu Hause auf, damit du dich immer daran erinnerst, was du alles gelernt hast.

GRATULATION

....

Du hast sehr viel Mut bewiesen.
Du warst so mutig, Folgendes zu tun:

....

....

Dabei hat dir geholfen:

....

....

....

....

Datum Unterschrift

AB 20 • E

Das SORCK-Modell

Nutzen Sie eine konkrete Angstsituation Ihres Kindes, um sein Verhalten besser zu verstehen. Überlegen Sie, welche Situationen, Reaktionen, Konsequenzen und Verstärker hinter einer bestimmten Angst stehen könnten.

Verhaltensanalyse (SORCK)

Situation: ....

Organismus: ....

Reaktion

R_{emot}: ....

R_{mot}: ....

R_{kog}: ....

R_{phy}: ....

Consequenz

C+: ....

C–: ....

Ȼ+: ....

Ȼ–: ....

Kontingenz: ....

AB 21 • E

Das Ressourcen-ABC

Suchen Sie gemeinsam mit Ihrem Kind Fähigkeiten, Stärken und Charaktereigenschaften, die es auszeichnen und tragen Sie diese zusammen in der Vorlage ein.

A ……………………………………………………………………………………

B ……………………………………………………………………………………

C ……………………………………………………………………………………

D ……………………………………………………………………………………

E ……………………………………………………………………………………

F ……………………………………………………………………………………

G ……………………………………………………………………………………

H ……………………………………………………………………………………

I ……………………………………………………………………………………

J ……………………………………………………………………………………

K ……………………………………………………………………………………

L ……………………………………………………………………………………

M ……………………………………………………………………………………

N ……………………………………………………………………………………

O ……………………………………………………………………………………

P ……………………………………………………………………………………

Q ……………………………………………………………………………………

R ……………………………………………………………………………………

S ……………………………………………………………………………………

T ……………………………………………………………………………………

U ……………………………………………………………………………………

V ……………………………………………………………………………………

W ……………………………………………………………………………………

X ……………………………………………………………………………………

Y ……………………………………………………………………………………

Z ……………………………………………………………………………………

INFO 1 · E

Psychosomatische Beschwerden bei Ängsten

Was ist Somatisierung?
Somatisierung bedeutet, dass psychische Belastungen oder Ängste sich über den Körper ausdrücken. Kinder, die Angst haben, äußern diese oft nicht nur verbal, sondern auch durch körperliche Symptome.

Typische körperliche Anzeichen bei Angst:
- Bauchschmerzen oder Übelkeit
- Herzrasen oder schneller Puls
- Zittern oder Muskelverspannungen
- Kopf- oder Rückenschmerzen
- Atembeschwerden oder Kurzatmigkeit
- Schweißausbrüche oder Blässe
- Ein- oder Durchschlafstörungen

Wie kommt es zu diesen Symptomen?
Bei Angst wird das sympathische Nervensystem aktiviert: Herzfrequenz, Atmung und Muskelspannung steigen, der Körper bereitet sich auf eine »Kampf-oder-Flucht«-Reaktion vor. Bei chronischer oder wiederkehrender Angst führt dies zu spürbaren körperlichen Beschwerden, die für das Kind sehr belastend sein können.

Wie können Eltern reagieren?
- **Zuhören und ernst nehmen:** Sagen Sie Ihrem Kind, dass Sie seine Beschwerden ernst nehmen, auch wenn sie durch Angst ausgelöst werden.
- **Erklären:** Machen Sie deutlich, dass die Symptome normale Reaktionen auf Angst sind.
- **Beruhigende Strategien einüben:** Atemübungen, Entspannungsübungen oder kleine Bewegungspausen helfen, den Körper zu beruhigen. Seien Sie ein positives Modell und üben Sie solche Strategien zusammen mit Ihrem Kind.
- **Positive Erfahrungen stärken:** Unterstützen Sie Ihr Kind darin, sich kleinen Herausforderungen zu stellen und Erfolge bewusst wahrzunehmen.
- **Fachliche Unterstützung nutzen:** Psychotherapie oder pädagogische Begleitung können helfen, Ängste und körperliche Symptome langfristig zu reduzieren. Wenn Sie für sich selbst Hilfe benötigen, scheuen Sie sich nicht, nach fachlicher Unterstützung zu suchen.

Was Ihnen sonst noch wichtig ist:

....

....

Über die Mitwirkenden

Autorin

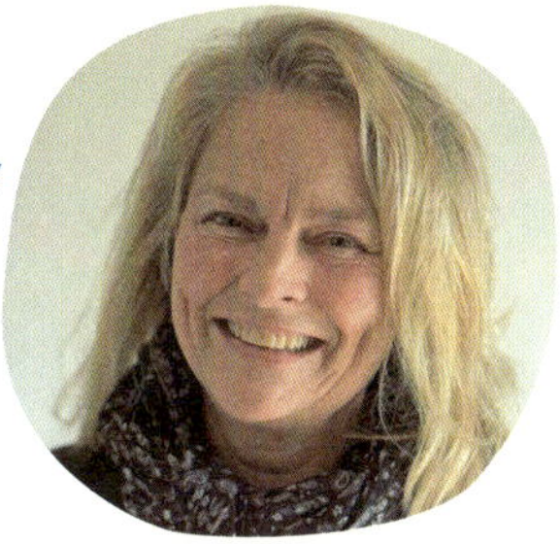

Kathrin Erdmann ist approbierte Kinder- und Jugendlichenpsychotherapeutin mit verhaltenstherapeutischer Ausrichtung und in eigener Praxis in Lippe (Dörentrup) tätig. Sie ist ausgebildete systemische Familientherapeutin (DGSF, Bielefeld) und Entwicklerin bzw. Autorin von therapeutischen Spielen (»Diamantenfabrik« und »Courage Castle«). Sie ist Mutter dreier Kinder, von denen zwei ebenfalls Psychotherapeutinnen sind und an den Spielen und dem Buch mitgearbeitet haben. www.kjp-erdmann.de

Autorin

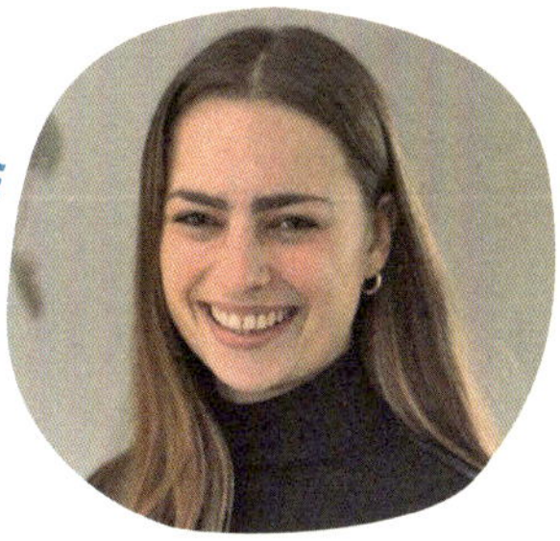

Tessa Erdmann ist approbierte Kinder- und Jugendlichenpsychotherapeutin mit verhaltenstherapeutischer Ausrichtung und arbeitet in ihrer eigenen Praxis in Aachen. Sie ist Autorin der therapeutischen Spiele »Diamantenfabrik« und »Courage Castle«. praxis@kjperdmann.com

Illustratorin

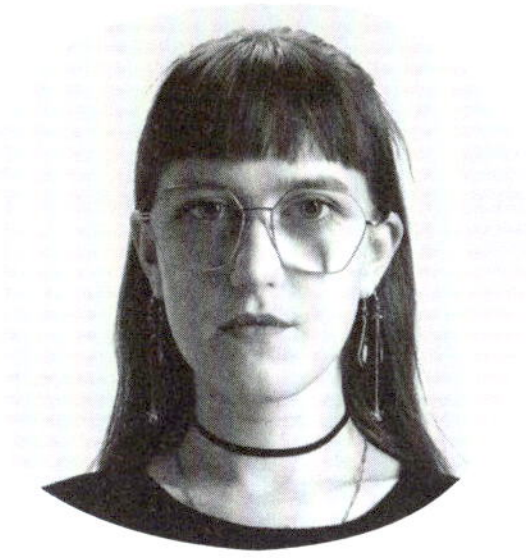

Adrianna Fraszczak, geboren 2001, schloss ihren Bachelor of Arts 2025 an der Münster School of Design (MSD) in ihrer Heimatstadt ab. Im Rahmen ihrer Ausbildung sammelte sie vor allem Erfahrungen in den Bereichen Illustration und Mediendesign. Mit diesem Projekt gibt sie ihr Debüt als freiberufliche Illustratorin.

Reihenherausgeberin

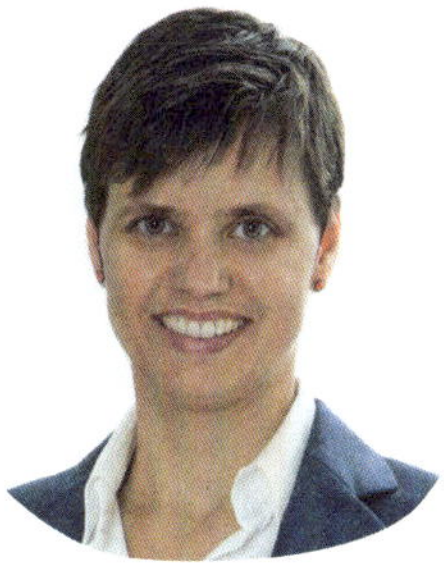

Melanie Gräßer, Dipl.-Psych., ist Psychologische Psychotherapeutin mit eigener Praxis für Kinder, Jugendliche und Erwachsene in Lippstadt. Sie verfügt über langjährige Berufserfahrung in der Kinder- und Jugendlichenpsychotherapie und -pädiatrie. Neben ihrer praktischen Tätigkeit gibt sie seit vielen Jahren Seminare und Supervision im Bereich der Psychotherapieausbildung sowie im Rahmen von Selbsthilfegruppen, zudem ist sie Gutachterin sowie Selbsterfahrungsanleiterin. Sie ist Autorin und Entwicklerin therapeutischer Materialien und begeisterte Bilderbuchleserin und -sammlerin. Als Herausgeberin der Therapie4Kids-Reihe hat sie immer das Wohl der Kinder und der Familie im Sinn. www.melanie-graesser.de

Bildnachweis

GettyImages: AB1 Seestern, Muschel, Anker, Möwe, Schatztruhe, Fischgräte, S. 106: OlgaOlmix; AB3 Schatztruhe, Schatzkarte, S. 108: OlgaOlmix; AB5 Schiffsmannschaft, S. 110: Maria Kuznetsova; AB8 Truhe, S. 113: pijama61; AB9 Steuerrad, S. 114: roni pambudi; AB14 Schneemann, S. 119: Mary Jirovaya, Sonne: Alexandra Pavlova, Gepard: abbydesign, Engel und Teufel: yodpeth-tk, Freudig: Olleon, Groß und Klein: jcgwakefield, Schnecke: pikepicture, Eis: Nadezda Protasova, Traurig: solargaria, Mond: owattaphotos; AB14 Leise, S. 120: Kitri Wulan Wijaya, Großeltern: pijama61, Singen: Bubert, Baby: passengerz.

Weitere Illustrationen: Adrianna Fraszczak.

Schulabsentismus verstehen und überwinden